La qualité des soins en CHSLD: opinion des préposés aux bénéficiaires

Yvon Riendeau

La qualité des soins en CHSLD: opinion des préposés aux bénéficiaires

le milieu de vie qu'est le centre d'hébergement offre-t-il vraiment une qualité de soins aux personnes y résidant ?

Presses Académiques Francophones

Impressum / Mentions légales

Bibliografische Information der Deutschen Nationalbibliothek: Die Deutsche Nationalbibliothek verzeichnet diese Publikation in der Deutschen Nationalbibliografie; detaillierte bibliografische Daten sind im Internet über http://dnb.d-nb.de abrufbar.
Alle in diesem Buch genannten Marken und Produktnamen unterliegen warenzeichen-, marken- oder patentrechtlichem Schutz bzw. sind Warenzeichen oder eingetragene Warenzeichen der jeweiligen Inhaber. Die Wiedergabe von Marken, Produktnamen, Gebrauchsnamen, Handelsnamen, Warenbezeichnungen u.s.w. in diesem Werk berechtigt auch ohne besondere Kennzeichnung nicht zu der Annahme, dass solche Namen im Sinne der Warenzeichen- und Markenschutzgesetzgebung als frei zu betrachten wären und daher von jedermann benutzt werden dürften.

Information bibliographique publiée par la Deutsche Nationalbibliothek: La Deutsche Nationalbibliothek inscrit cette publication à la Deutsche Nationalbibliografie; des données bibliographiques détaillées sont disponibles sur internet à l'adresse http://dnb.d-nb.de.
Toutes marques et noms de produits mentionnés dans ce livre demeurent sous la protection des marques, des marques déposées et des brevets, et sont des marques ou des marques déposées de leurs détenteurs respectifs. L'utilisation des marques, noms de produits, noms communs, noms commerciaux, descriptions de produits, etc, même sans qu'ils soient mentionnés de façon particulière dans ce livre ne signifie en aucune façon que ces noms peuvent être utilisés sans restriction à l'égard de la législation pour la protection des marques et des marques déposées et pourraient donc être utilisés par quiconque.

Coverbild / Photo de couverture: www.ingimage.com

Verlag / Editeur:
Presses Académiques Francophones
ist ein Imprint der / est une marque déposée de
AV Akademikerverlag GmbH & Co. KG
Heinrich-Böcking-Str. 6-8, 66121 Saarbrücken, Deutschland / Allemagne
Email: info@presses-academiques.com

Herstellung: siehe letzte Seite /
Impression: voir la dernière page
ISBN: 978-3-8381-7833-2

UNIVERSITÉ DU QUÉBEC À MONTRÉAL

LA QUALITÉ DES SOINS OFFERTS AUX PERSONNES ÂGÉES EN CHSLD :
L'OPINION DES PRÉPOSÉ(E)S AUX BÉNÉFICIAIRES

MÉMOIRE
PRÉSENTÉ
COMME EXIGENCE PARTIELLE
DE LA MAÎTRISE EN INTERVENTION SOCIALE

PAR
YVON RIENDEAU

FÉVRIER 2006

SOMMAIRE

La présente étude est une exploration de l'opinion des préposé(es) aux bénéficiaires (PAB) sur la qualité des soins offerts aux personnes âgées et dépendantes hébergées dans les centres d'hébergement et de soins de longue durée (CHSLD). Ce mémoire de recherche aborde une question d'actualité bien préoccupante : celle de la qualité des soins. Il y a un intérêt grandissant pour tout ce qui entoure la qualité de vie des personnes dites âgées et la qualité des soins offerts par les dispensateurs de soins et de services à des personnes décrites comme vulnérables et nécessitant une assistance en établissement de santé. La médiatisation de certaines pratiques douteuses de la part des membres du personnel de certains CHSLD, combinée à une certaine mauvaise presse entourant les CHSLD depuis plusieurs années, mettent en lumière l'importance et la pertinence de donner la parole aux acteurs les plus en contact avec les personnes que l'avance en âge et la perte d'autonomie relative ont mené à l'institutionnalisation en hébergement de soins de longue durée. La problématique de l'appréciation de la qualité des soins en milieu de vie substitut (dont les CHSLD publics et privés) et de la bienveillance, en opposition à la maltraitance et à la négligence, forme un enjeu de société. Cet enjeu de société est l'objet d'une préoccupation croissante entre autres de plusieurs administrateurs des CHSLD et du ministère de la Santé et des Services sociaux (MSSS).

Le cadre théorique de la présente étude repose principalement sur la perspective fonctionnaliste et s'intéresse au concept de la qualité des soins et l'éthique de travail du personnel. La qualité des soins offerts à la personne âgée inclut indéniablement la qualité de la relation entre le personnel et la personne âgée. Cette qualité dans la relation annonce des attitudes et des comportements du personnel adéquats et respectant les droits des aînés. Donner la parole à des PAB, acteurs de première ligne, nous apparaît essentiel à la meilleure compréhension des éléments constituant la problématique de la qualité des soins. Ce secteur d'emploi a été très peu investigué par les chercheurs du vaste domaine de l'intervention sociale. L'échantillon de l'étude est composé de PAB travaillant dans des CHSLD de trois régions (Montréal, Montérégie et Laval).

Note : Nous utilisons le féminin tout au long de ce mémoire vu le grand nombre de femmes PAB

Les PAB sont de groupes d'âge et de nationalités différentes. L'analyse de contenu a été retenue afin de permettre de dégager les thèmes présents dans le corpus et d'effectuer l'analyse des données recueillies auprès des PAB. Globalement, les données recueillies et présentées révèlent un niveau de satisfaction assez satisfaisant du personnel PAB de la qualité des soins offerts. Toutefois, la qualité des soins et l'approche à la clientèle demeurent sujets à l'amélioration. Les résultats ont indiqué une réalité clinique difficile et un contexte de travail rigide dans les unités de soins. La présente étude révèle que la qualité des soins ne repose pas exclusivement sur la compétence technique et relationnelle des membres du personnel et sur la formation académique de ces dernières mais qu'elle est également tributaire de l'organisation du travail, du ratio du personnel à son minimum et de la perception que le personnel a des personnes âgées dont il a la responsabilité d'assistance. La façon de voir les personnes âgées a un effet déterminant sur les attitudes et les comportements des PAB à leur endroit.

Les compétences relationnelles des PAB s'avèrent inégales et plusieurs de leurs attitudes et de leurs comportements sont jugés inadéquats par les participantes à l'étude. Intolérance, impatience, frustration et brusqueries à l'endroit des bénéficiaires sont des attitudes retrouvées chez **près de la moitié** des PAB. De plus, on remarque des écarts importants entre la qualité des soins dispensés par le personnel régulier des CHSLD et celle du personnel des agences privées. Selon les PAB, dans le contexte organisationnel actuel, l'essoufflement et l'impuissance du personnel sont palpables et nuisibles à la bonne qualité des soins. Les recommandations des PAB invitent surtout à la révision du contexte organisationnel et de la structure du travail tout en signalant le besoin de l'ajout de personnel. Le renouvellement des pratiques actuelles et l'émergence de nouvelles pratiques sont recommandés par les PAB rencontrées. Finalement, plusieurs enjeux sont soulevés face à la qualité des soins, aux attitudes et aux comportements des PAB à l'égard des personnes âgées en CHSLD. Nos recommandations appuyées de celles issues des visites d'appréciation MSSS, font partie de la discussion et de l'analyse des données. Notre conclusion énonce que la qualité des soins et les relations interpersonnelles des PAB semblent moins reluisantes que ce que prétend le ministère de la Santé et des Services sociaux suite aux dernières visites d'appréciation de la qualité.

TABLE DES MATIÈRES

LA QUALITÉ DES SOINS OFFERTS AUX PERSONNES ÂGÉES EN CHSLD :
L'OPINION DES PRÉPOSÉ(E)S AUX BÉNÉFICIAIRES

LISTE DES TABLEAUX.. iii

LISTE DES SIGLES ET ABRÉVIATIONS iv

REMERCIEMENTS... v

RÉSUMÉ vii

INTRODUCTION 1

CHAPITRE I : LE PORTRAIT DE LA SITUATION ACTUELLE EN CHSLD 8

1.1. La situation actuelle des CHSLD du Québec 8

    1.1.1 Les valeurs des CHSLD 12

    1.1 2 La mission des CHSLD et le concept milieu de vie 14

    1.1.3 Les assises légales des CHSLD 16

    1.1.4 Le profil des clientèles hébergées en CHSLD 18

    1.1.5 La vulnérabilité des personnes âgées et la réponse aux besoins 21

1.2 Le portrait du personnel préposé(es) aux bénéficiaires (PAB) 22

    1.2.1 Les tâches effectuées par le personnel PAB en CHSLD 24

    1.2.2 Les attitudes et les comportements face aux personnes âgées en CHSLD 26

1.3 La pertinence de la recherche 30

1.4 La question de recherche et les objectifs de la recherche 31

CHAPITRE II : LE CADRE D'ANALYSE UTILISÉ POUR LA RECHERCHE 34

2.1 La perspective fonctionnaliste en lien avec les soins offerts en CHSLD 34

2.2 L'éthique professionnelle et le code d'éthique en CHSLD 39

2.3 Le concept de la qualité des soins en CHSLD 43

    2.3.1 Les dimensions et les indicateurs de la qualité des soins en CHSLD 47

CHAPITRE III : LA MÉTHODOLOGIE UTILISÉE POUR LA RECHERCHE 51

3.1 La stratégie de recherche : la méthode qualitative.. 51

3.2 La population à l'étude : l'échantillon de PAB 52

3.3 La collecte des données 56

3.4 La modalité d'analyse des données 57

3.5 Les considérations éthiques et les limites de l'étude 58

CHAPITRE IV : PRÉSENTATION DES RÉSULTATS : L'OPINION DES P.A.B. 61

4.1 Le contexte organisationnel et le climat de travail en CHSLD 61

4.2 La perception de la qualité des soins offerts par les PAB en CHSLD.......................... 67

    4.2.1 La perception globale des PAB de la qualité des soins 68

    4.2.2 Les indicateurs de la qualité des soins en CHSLD 69

4.3 Les attitudes et les comportements des PAB envers les personnes âgées 73

    4.3.1 La perception des relations interpersonnelles des PAB envers les personnes

    âgées 73

    4.3.2 La perception des PAB des personnes âgées en CHSLD 77

4.4 Les recommandations des PAB face à l'amélioration de la qualité des soins 78

CHAPITRE V : ANALYSE CRITIQUE DES RÉSULTATS ET DISCUSSION 81

5.1 Le contexte organisationnel rigide en CHSLD 81

5.2 Le climat de travail tendu des PAB en CHSLD 87

5.3 La qualité des soins et le recours aux agences privées 92

5.4 Les attitudes et les comportements inadéquats des PAB et la délation 98

5.5 L'absence de référence au code d'éthique et aux chartes des droits et libertés des

    bénéficiaires en CHSLD 101

CONCLUSION 105

APPENDICE 1 Questions des entrevues 109

BIBLIOGRAPHIE 110

iii

LISTE DES TABLEAUX

Tableau 1 La population PAB participante à l'étude 54

Tableau 2 Opinions des PAB concernant le contexte organisationnel en CHSLD 67

Tableau 3 Opinions des PAB concernant la qualité des soins 72

Tableau 4 Opinions des PAB concernant les relations interpersonnelles positives 74

Tableau 5 Opinions des PAB concernant les relations interpersonnelles négatives 75

Tableau 6 Opinions des PAB concernant la perception des PAB à l'égard des personnes

âgées 78

Tableau 7 Recommandations des PAB pour l'amélioration de la qualité des soins 80

LISTES DES SIGLES ET ABRÉVIATIONS

ACCQ	Association des CLSC et des CHSLD du Québec
ADRLSSSS	Agence de développement des réseaux locaux de Services de Santé et de Services sociaux
AHQ	Association des Hôpitaux du Québec
APABQ	Association des préposé(es) aux bénéficiaires du Québec
AQG	Association québécoise de gérontologie
AVD	Activités de la vie domestique
AVQ	Activités de la vie quotidienne
CAH	Centres d'accueil d'hébergement
CES	Chèque emploi service
CLE	Centre local d'emploi
CLSC	Centre local de services communautaires
CSS	Centre de santé et des services sociaux
DEP	Diplôme d'études professionnelles
EES	Entreprise d'économie sociale
HEC	Hautes études commerciales
ISO	International standard organisation
LSSS	Loi sur les services de santé et les services sociaux
MEQ	Ministère de l'Éducation du Québec
MSSS	Ministère de la Santé et des Services sociaux
OIIAQ	Ordre des infirmiers et infirmières auxiliaires du Québec
PAB	Préposé(es) aux bénéficiaires
PDSB	Principes de déplacement sécuritaire des bénéficiaires
PII	Plan d'intervention individualisé
PS	Plan de soins
RI	Ressource intermédiaire
RTF	Ressource de type familial
SICHEL	Système d'informations sur la clientèle en milieu d'hébergement et de soins de longue durée
SMAF	Système de mesure de l'autonomie fonctionnelle

v

REMERCIEMENTS

Ce mémoire de maîtrise est réalisé dans le cadre de la maîtrise en intervention sociale (concentration gérontologie sociale) offerte par l'Université du Québec à Montréal. De nombreuses personnes sont à remercier de façon particulière. Sans l'encadrement de madame Michèle Charpentier, Ph.D., professeur au département de Travail Social et directrice de ce mémoire, vous ne seriez probablement pas en train de lire ces lignes. Son expertise clinique, sa diligence, sa rigueur et sa connaissance du milieu de la recherche en font une précieuse ressource pour le néophyte chercheur que nous sommes. Bénéficier de son support et de sa patience fut un privilège mémorable. N'étant pas théoricien en travail social, notre force repose sur notre propre expérience clinique en CHSLD et sur notre vaste expérience comme enseignant à la fois aux préposé(es) aux bénéficiaires, au personnel des CHSLD et depuis quelques années en milieu universitaire. De ce fait, nous avions à nous approprier une rigueur méthodologique et scientifique de même qu'une structure de travail afin de rédiger le présent mémoire de maîtrise. Un merci particulier à monsieur Jean Carette, Ph.D. qui nous a amené à aimer la gérontologie sociale il y a 20 ans et qui nous a aider à propulser notre carrière d'enseignant dans le domaine du grand âge.

Un merci spécial a monsieur François Huot, Ph.D. qui nous a bien pisté sur les fondements théoriques de l'intervention sociale et spécifiquement sur la perspective fonctionnaliste. Son savoir, la clarté de ses explications et sa générosité nous ont été précieux lors du choix du fondement théorique sous-tendant notre objet d'étude. Un merci également aux membres du comité qui ont aimablement accepté d'effectuer la lecture du présent mémoire et d'y apporter leurs impressions, leurs corrections et leurs commentaires constructifs basés sur leur expérience de recherche et sur leur connaissance du milieu des CHSLD ainsi que de l'objet à l'étude.

Un merci très sincère est adressé aux 10 préposé(es) aux bénéficiaires qui ont simplement et généreusement offert de leur précieux temps pour se livrer à l'exercice d'une entrevue où plusieurs questions exigeaient tant réflexion que spontanéité face à la réalité de leur travail en apparence teintée de tensions et de surcharge. Les PAB qui ont aimablement accepté de participer à la présente recherche méritent certainement un coup de chapeau. Sans ces personnes, ce mémoire n'aurait pu voir le jour. Elles ont fait part de leur expertise, de leurs connaissances et de leurs opinions avec honnêteté, conviction et détermination ce qui nous a permis d'enrichir nos propres connaissances et de poursuivre notre propre réflexion sur l'objet à l'étude. Ne passons pas sous silence la précieuse aide des cadres des établissements qui ont approché les PAB randomisées afin de leur demander la permission que nous les contactions pour effectuer les entrevues semi-dirigées. Nous avons été très bien accueilli par les cadres lors de la prise de contact téléphonique et lors de la présentation de notre devis de recherche.

Un merci plus que spécial à Lucie Vailancourt T.S, notre muse et travailleuse sociale, clinicienne préférée auprès des personnes âgées à domicile et en CHSLD. Elle nous a ouvert son oreille et son cœur tant dans les moments d'excitation que dans les quelques moments de tempête et de fatigue. Elle a su nous donner la latitude, le support et la compréhension nécessaires pour que nous puissions mener à terme la rédaction du présent mémoire malgré notre agenda professionnel extrêmement chargé. Son expertise comme auxiliaire familiale et sociale, travailleuse sociale et intervenante auprès des personnes âgées nous a inspiré lors de nos échanges et de nos réflexions. Sa vision de l'intérieur du réseau des CHSLD a été très éclairante. Sa patience et sa sagesse ont su relativiser les longs moments de réflexion, d'analyse, de ventilation, de questionnement et de mise en place des chapitres présentés dans le présent mémoire de maîtrise. Merci à cette précieuse conjointe.

Merci à madame Mireille Robitaille qui a effectué une lecture très attentive de ce mémoire de maîtrise et qui a gentiment apporté les corrections nécessaires afin qu'il respecte les règles du français et le guide de présentation des mémoires de l'UQÀM. Finalement, merci à ceux qui prendront le temps de lire cet ouvrage et d'y trouver possiblement une source de réflexion et quelques réponses à leur propre questionnement sur la situation actuelle et désirée de la qualité des soins en CHSLD.

…à nos parents et amis.

RÉSUMÉ

Cette recherche a pour but d'explorer l'opinion des préposé(es) aux bénéficiaires sur la qualité des soins offerts aux personnes âgées vivant en Centre d'hébergement et de soins de longue durée (CHSLD). Cette recherche s'inscrit dans l'intérêt grandissant pour tout ce qui entoure la qualité de vie des personnes âgées et la qualité des soins en milieu de vie substitut. Les préposé(es) aux bénéficiaires représentent le groupe de dispensateur de soins le plus nombreux en CHSLD. Ces personnes portent assistance aux personnes adultes et âgées vulnérables, en perte d'autonomie relative, qui nécessitent de l'aide pour leurs activités de la vie quotidienne et domestique.

La médiation de certaines pratiques douteuses auprès des personnes âgées hébergées crée un climat de suspicion et nous porte à vouloir recueillir l'opinion des préposé(es) aux bénéficiaires afin de mieux comprendre leur réalité au travail et par conséquent de faire la lumière sur la qualité actuelle des soins offerts par ces acteurs cliniques en CHSLD. Nous croyons que la problématique de l'appréciation de la qualité des soins en milieu de vie CHSLD est un enjeu de société et un défi pour le ministère de la Santé et des Services sociaux, les administrateurs des CHSLD, le personnel professionnel et le personnel non-professionnel que représente les préposé(es) aux bénéficiaires.

Cette recherche présente un cadre théorique reposant sur la perspective fonctionnaliste, le concept de la qualité et l'éthique professionnelle au travail. Une attention particulière est mise sur les relations interpersonnelles, les attitudes et les comportements des préposé(es)s aux bénéficiaires à l'égard des personnes âgées. Des entrevues semi-dirigées auprès de 10 préposé(es) aux bénéficiaires de trois régions administratives ont permis de recueillir des données annonçant un niveau de satisfaction assez bon concernant la qualité actuelle des soins. Nos résultats démontrent également que le contexte organisationnel aride et l'essoufflement du personnel débouchent sur des pratiques soignantes souvent précipitées et sur un climat de travail tendu sur les unités.

Le ratio de préposé(es) aux bénéficiaires est souvent à son minimum et la compétence relationnelle des préposé(es) aux bénéficiaires est inégale. Près de la moitié de ces acteurs cliniques ont des attitudes et des comportements inadéquats lors des contacts avec les personnes âgées hébergées. Cependant, la délation en cette matière est quasi inexistante. De plus, des écarts importants existent dans la façon de dispenser les soins par les préposé(es) aux bénéficiaires réguliers et le personnel des agences privées.

Cette recherche présente les recommandations des préposé(es) aux bénéficiaires face à la structure du travail et face aux attitudes et aux comportements de l'ensemble des préposé(es) aux bénéficiaires. Nous concluons cette recherche en avançant que la qualité des soins et la qualité des relations interpersonnelles des préposé(es) aux bénéficiaires semblent moins reluisante que ce que prétend le ministère de la Santé et des Services sociaux suite aux dernières visites d'appréciation de la qualité en CHSLD.

Mots clés : Qualité des soins, fonctionnalisme, attitudes soignantes, relations interpersonnelles, éthique

1

INTRODUCTION

«Le niveau de développement d'une société s'apprécie à ce que l'on fait des plus démunis des siens. »   *Winston Churchill.*

«La race des hommes est comme la race des feuilles. Alors qu'une génération fleurit, une autre se fane. »   *Homère*

La société québécoise est confrontée à une augmentation sans précédent du pourcentage des personnes âgées qui fait réfléchir à la fois les démographes[1], les deux paliers de gouvernement, certains chercheurs, plusieurs administrateurs de CHSLD et les intellectuels initiés à la réflexion entourant la gérontologie sociale[2]. Le vieillissement démographique est une affaire de proportion entre les groupes d'âges les plus vieux et les groupes d'âges les plus jeunes et non pas une affaire strictement de nombre absolu[3]. Cette distinction est une notion élémentaire de démographie. Il faut donc éviter le piège de puiser des informations sur la démographie dans les politiques gouvernementales dont la fonction sociale n'est pas l'exactitude scientifique, mais notamment de frapper l'imaginaire de la collectivité créant parfois une déroute, de la crainte ou de l'insécurité face au vieillissement de la population. À l'aube de ce qui est maintenant convenu d'appeler un «géronto-boom»[4] prévu dès 2010, le Québec compte environ un million de personnes âgées de 65 ans et plus (Conseil des aînés, 2000, MSSS, 2004). Ce nombre absolu augmentera donc rapidement durant les 20 prochaines

---

[1] La démographie annonce un vieillissement statistique de la population québécoise qui se veut sans précédent. Les personnes âgées de 65 ans et plus représentent 12,6 % de la population totale en 2004. Cette proportion passera à 16,5 % en 2010, à 20% et à 24,6% entre 2020 et 2030 (Champagne, 1996; Léger, 1995). En tout, la population âgée de 65 ans et plus devrait augmenter de 40% d'ici 2011 alors que la population totale du Québec devrait augmenter de moins de 10% (Lavoie, 1996). Dans certaines régions du monde, le vieillissement de la population et notamment l'augmentation des gens âgés de 80 ans et plus est très rapide. Ainsi, au Canada, au début du siècle, les gens de 60 à 79 ans, avaient alors 1 chance sur 4 d'arriver à 80 ans et désormais, leur chance est de 3 sur 4 d'arriver à 80 ans (Garant et Bolduc, 1990). Soulignons que le faible taux de natalité de 1,4 enfant par famille est à considérer dans l'aspect démographique du Québec.
[2] La gérontologie sociale est un champ d'étude pluridimensionnel qui s'intéresse au vieillissement sous ses aspects physiologiques, cliniques et médicaux, psychologiques, sociaux, spirituels, sexuels et économiques. L'hébergement privé et public est un aspect qui intéresse plusieurs acteurs et enseignants dans le domaine de la gérontologie sociale. Les enjeux collectifs, institutionnels et les expériences individuelles des personnes âgées sont des perspectives qui intéressent le champ de la gérontologie sociale
[3] Par exemple, il y a beaucoup plus de personnes âgées au Brésil qu'au Québec et cela n'en fait pas une société plus vieille autant
[4] Le terme géronto-boom fait référence au nombre élevé de personnes qui auront 65 ans entre 2010 et 2040. Ces personnes vieillissantes sont les enfants du baby-boom que le Québec a conçu après à la deuxième guerre mondiale. Le géronto-boom inquiète certains économistes et politiciens face à l'augmentation des coûts sociaux que risque d'engendrer l'arrivée d'un nombre important de personnes âgées. «L'idée d'une assurance vieillesse traîne dans le paysage québécois depuis trop longtemps pour qu'elle ne devienne pas une réalité un jour où l'autre». Tiré du Journal de Montréal du 18 février 2006 p. 25

2

années. Le vieillissement démographique du Québec est le deuxième en importance de toutes les sociétés industrialisées, après le Japon.

Au Québec près de 85% des personnes de 65 ans et plus sont en relative bonne santé alors qu'environ 15% des personnes âgées ont une perte d'autonomie plus sévère parfois les amenant vers la confusion permanente ou vers une forme ou une autre de démence. D'ailleurs, il y aura 15% de plus de personnes âgées en perte d'autonomie de faible à sévère entre 2006 et 2010[5]. La majorité des personnes âgées vivent en milieu naturel (maison unifamiliale, duplex, logement, appartement, chambre, HLM, etc) alors que d'autres vivent en foyer d'accueil ou en résidence privée avec certains services inclus ou non à la carte (ex : soins de santé, repas, buanderie, sorties). Quelques personnes âgées vivent en résidence de type familial, ou en résidence intermédiaire liée à un CHSLD.

D'autres personnes du grand âge résident en centre d'hébergement et de soins de longue durée (CHSLD) qui a remplacé l'hôpital de soins prolongés et le centre d'accueil d'hébergement (CAH) des années 70 et 80 (Conseil des aînés, 2000). Selon le ministère de la Santé et des Services sociaux (MSSS) (2005), on remarque que partout en occident, diverses formules de résidences adaptées se sont développées au cours des dernières décennies. Au cours des trente dernières années, un changement de profil des clientèles s'est produit et les milieux d'hébergement ne ressemblent guère aux hospices d'antan pour orphelins, incurables, infirmes et vieillards en mouroirs (Badey-Rodriguez, 1997). Par contre, le vocable incurable est encore utilisé par certains administrateurs lorsqu'ils décrivent leurs clientèles hébergées en centre de longue durée. Le séjour moyen en CHSLD est de 5 ans mais certaines personnes arrivent déjà hypothéquées et séjournent environ 20 mois avant de décéder ou d'être transférées en milieu hospitalier (MSSS, 2005).

Notons que 3,74 % de la population totale (de 3,5% à 4,2% selon les régions) des personnes âgées de 65 ans et plus vivent dans des ressources d'hébergement publiques (MSSS, 2003; Conseil des aînés, 2000; Lanthier, 2004). Sans toutefois les nommer, Le MSSS (2005) fait

---

[5]Cette statistique provient de la diffusion du reportage de Radio-Canada intitulé : «*Les dernières violences*» présenté à l'automne 2005. Cette statistique était présentée au bas de l'écran lors de l'entrevue effectuée auprès de madame Michèle Charpentier de l'UQÀM et de madame Martine Langlois de la FADOQ.

3

état de régions qui ont un taux d'hébergement public aussi bas que 1,78 %[6]. En 2001-2002, les dépenses publiques pour les services de longue durée destinés aux aînés en perte d'autonomie étaient de l'ordre de 78% (1,3 MM$) du budget pour le programme concernant les personnes âgées en perte d'autonomie (MSSS, 2003)[7].

Le réseau de la santé et des services sociaux vit actuellement une mutation et une transformation importante via des fusions d'établissements (CLSC, CHSLD, hôpitaux) annonçant un renouvellement de la structure administrative et de la structure des services offerts à la population de tous âges. Cette transformation du réseau de la santé et des services sociaux amène un questionnement légitime face au sort actuel et futur des personnes âgées tant en milieu de vie naturel qu'en en milieu de vie substitut dont le (CHSLD). Toute réorganisation des services porte son lot d'inquiétude et d'insécurité de par l'inconnu qu'elle suscite. La réduction prévue de certains services d'hébergement assumés financièrement par l'État rend craintifs plusieurs citoyens et certains groupes d'intérêts. Certains administrateurs, des cadres, des chercheurs et des membres du personnel en CHSLD se questionnent sur l'accessibilité future à l'hébergement public et sur la qualité actuelle et future des soins de santé aux personnes âgées les plus démunies de notre société. Il y a donc présentement, une certaine préoccupation pour la qualité de vie des personnes âgées en CHSLD et pour l'accès aux soins en CHSLD.

L'actuel alourdissement[8] de la clientèle donne lieu à un questionnement sur les approches qualitatives dans la pratique des soins et au niveau des relations interpersonnelles auprès des personnes âgées en CHSLD. De l'aveu de plusieurs directions de CHSLD, l'heure est la créativité si l'on veut faire face à la «lourdeur» actuelle de la clientèle et continuer d'offrir

---

[6] Selon le MSSS (2005), ces écarts sont dus à des différences de pratique dans l'évaluation et l'orientation des clientèles, à la disponibilité ou non de formules de rechange à l'hébergement traditionnel et, enfin, aux caractéristiques de la population âgée en perte d'autonomie (nombre de personnes âgées, répartition par groupe d'âge, personnes vivant seules ou non, type et gravité des incapacités, soutien affectif des proches aidants). Chose certaine, l'orientation future des clientèles est une préoccupation d'actualité pour le MSSS.
[7] À la veille du géronto-boom, l'État est fort préoccupé par la proportion des dépenses allouées pour les CHSLD. Le ministre de la Santé et des Services sociaux nous a confié en mai 2005, à son bureau de la rue Fullum à Montréal, que la tendance de son ministère est de revoir les paramètres de l'implication du MSSS dans l'hébergement public. Un partenariat solide avec le secteur privé (PPP) est en chantier afin de permettre au MSSS une meilleure gestion de l'enveloppe budgétaire accordée aux programmes destinés aux aînés.
[8] La notion d'alourdissement doit être saisie dans le sens des heures/soins allouées aux bénéficiaires en fonction de leur état de santé globale et de leur incapacité à répondre à l'ensemble de leurs besoins. Le système de mesure et d'évaluation fonctionnelle (SMAF) permet d'établir une cote et le nombre d'heures/soins requis pour chaque bénéficiaire en CHSLD.

des soins de base et des services de qualité acceptable aux bénéficiaires. Finalement, le plan de travail, les techniques de travail et les approches relationnelles du personnel et des cadres en CHSLD se doivent d'être révisées en fonction de la «nouvelle réalité» de l'hébergement public au Québec.

De sorte qu'à l'intérieur de la présente recherche qualitative, **ce ne sont pas les techniques**[9] **de soins des PAB qui nous intéressent, mais plutôt la qualité des soins et leurs relations interpersonnelles avec les personnes âgées au quotidien.** Nous sommes également très intéressé à mieux saisir l'actuel contexte organisationnel des soins et l'éventail des attitudes relationnelles et des comportements des PAB auprès des personnes âgées en CHSLD. De plus, les recommandations des PAB face au contexte organisationnel et aux pratiques qui doivent émerger nous sont chères. Nous croyons que le choix méthodologique d'effectuer des entrevues individuelles avec les PAB nous permettra de dégager des éléments d'information reflétant l'opinion sincère de ces personnes qui se trouvent au cœur de l'action clinique au quotidien. En choisissant l'entrevue individuelle, nous anticipons une transparence et une authenticité dans les réponses de la part des PAB. Mis à part les travaux de Fortin et al. (1991) et de Dubé, Gagnon et St-Pierre (2003), peu d'études ont fait état de la qualité des soins dispensés par les PAB, d'où l'intérêt de cette présente recherche. Il faut toutefois être conscient que notre recherche se limite à la ceinture montréalaise (Montréal, Laval et Montérégie) mais qu'un intérêt provincial se dessine actuellement pour tout ce qui touche la qualité des soins en milieu de vie substitut[10] (Orientations ministérielles du MSSS, 2003)[11]. Nous croyons que l'objet de cette recherche est au cœur d'une certaine actualité québécoise qui nous interpelle tant comme chercheur étudiant que comme citoyen depuis la médiatisation choquante des pratiques de soins.

---

[9] Précisons que le caractère technique du travail des PAB touche les soins corporaux (barbe, toilette partielle ou complète, etc et l'utilisation du matériel de soins tel que le lève personne, les alèzes, etc) alors que le caractère relationnel ou instrumental de leur travail fait référence aux attitudes et aux comportements des PAB (ton de voix, vitesse d'exécution, communication, intérêt, etc) lors des interactions avec les personnes âgées). La technique de travail et l'attitude du personnel sont juxtaposées lors de la dispensation des soins et des services aux personnes âgées vulnérables et dépendantes mais le deuxième aspect nous intéresse d'avantage)

[10] La notion de substitut se retrouve dans la Loi sur les services de santé et les services sociaux (1991). Le terme substitut désigne le remplacement du milieu domiciliaire naturel et conventionnel. Le CHSLD se veut un milieu de vie substitut au domicile et par conséquent, il doit offrir un environnement physique ressemblant à un domicile et des activités de loisir et d'animation sur les unités de soins (unités de vie).

[11] Les orientations ministérielles du ministère de la Santé et des Services sociaux (2003) obligent les CHSLD à se doter d'une philosophie milieu de vie et de tout mettre en œuvre pour implanter le concept milieu de vie à l'aide de la formation du personnel et la mise en place d'un comité milieu de vie dans chacun des CHSLD du Québec. Chaque CHSLD doit présenter un plan d'action incluant des échéanciers précis face à la révision de la structure du travail, des soins dispensés et de l'environnement physique et humain.

Afin d'atteindre l'objectif de la qualité des soins, les CHSLD ont la fonction d'héberger et d'offrir des milieux de vie de qualité et de lutter contre l'exploitation et les abus de tous niveaux envers les bénéficiaires tant lucides que confus ou déments. La protection des clientèles est une des fonctions principales des CHSLD. Les bénéficiaires âgés présentant des déficits physiques fonctionnels et/ou des déficits cognitifs doivent se voir protégés par le personnel par des approches relationnelles adaptées en tout temps à leur état de santé. Le contexte organisationnel doit donc favoriser aussi bien le bien-être et les bonnes conditions de vie des bénéficiaires que la qualité de vie au travail des PAB. La réduction des effectifs au minimum[12] qui caractérise le contexte de travail actuel peut avoir une influence relative sur la qualité des soins offerts aux bénéficiaires.

Notre intérêt et notre motivation face à l'objet de l'étude s'inscrit, à titre d'enseignant et de chercheur-étudiant, dans la continuité de notre pratique professionnelle depuis 1986. Nous avons oeuvré comme enseignant[13] auprès de la relève PAB et auxiliaires familiaux et sociaux pendant plus de 19 ans. De plus, nous avons développé une expertise face au réseau des CAH et ensuite des CHSLD dans lequel les PAB évoluent. Nous sommes encore très actif comme agent de formation en CHSLD et en CLSC en offrant la formation sur mesure dans le domaine de la gérontologie, de la psychologie relationnelle et de la gériatrie à travers le Québec. De plus, nous aidons de nombreux CHSLD de la Montérégie, de Montréal, des Laurentides, du Saguenay et de l'Outaouais à implanter le concept «milieu de vie» en fonction des orientations ministérielles du ministère de la Santé et des Services sociaux (2003). Finalement, nous avons constamment l'oreille attentive lorsque plusieurs de nos étudiantes en milieu universitaire, au certificat de gérontologie sociale à l'UQÀM et à l'UQTR, échangent avec nous sur leur propre expérience de travail comme PAB en CHSLD. Un certain nombre de ces étudiantes universitaires et nos autres étudiantes inscrites à la formation professionnelle depuis 1992 ont été ou sont présentement des PAB. Plusieurs de celles qui veulent devenir auxiliaires familiales et sociales en CLSC nous mentionnent vouloir quitter les CHSLD compte tenu de la vitesse d'exécution, de la surcharge de travail,

---

[12] Selon l'agence de développement des réseaux locaux des services de la santé et des services sociaux (ADRLSSSS) de la Montérégie (2006), le ratio du personnel est d'environ 1:20 (1 PAB pour 20 personnes hébergées) de jour et de 1:27 de soir. Ce ratio peut devenir jusqu'à 1:36 de nuit dans certains CHSLD.
[13] Nous avons enseigné aux PAB la gérontologie et la sénescence, le développement de la personne, la sexualité au troisième âge, les troubles cognitifs, l'approche aux mourants et l'aspect relationnel de leur métier de même que la communication interpersonnelle, l'éthique professionnelle et la prévention des agressions physiques et psychologiques.

du manque de relations humaines adéquates ou encore de la maltraitance et de la piètre qualité des soins dispensés. L'ensemble des dires de nombreuses PAB que nous avons côtoyées nous incite à effectuer la présente recherche. Nous voulons approfondir notre réflexion sur l'état actuel de la qualité des soins en CHSLD.

Cette recherche n'a pas la prétention de couvrir tous les aspects des soins dispensés aux personnes âgées. D'ailleurs, elle ne fera état que très brièvement de l'aspect technique des soins offerts par les PAB. Cette recherche ne se veut pas, non plus, une simple discussion théorique mais une démarche de réflexion et de questionnement des pratiques, des attitudes et des comportements lors des interventions des PAB auprès des personnes âgées en CHSLD. La réflexion que nous espérons approfondir, dans le cadre de ce mémoire, émerge de nos constatations faites depuis 25 ans concernant des approches non homogènes et des pratiques inégales du personnel en général et des PAB en particulier. Nous souhaitons simplement que cette recherche puisse contribuer à alimenter positivement le débat sur l'actuel enjeu social de l'hébergement des personnes âgées et la qualité des soins dispensés dans le contexte organisationnel actuel.

Ce mémoire s'ouvrira en première partie sur un premier chapitre faisant état de la problématique à l'étude et du portrait de la situation actuelle en CHSLD. Un second chapitre présentera le cadre théorique de la recherche sous l'angle de la perspective fonctionnaliste et du concept de la qualité des soins de même que de l'éthique professionnelle et déontologique régissant la pratique des PAB. Notre recension des écrits nous a obligé à consulter des articles scientifiques et de nombreuses études de chercheurs tant québécois qu'américains et français. Nous avons consulté des travaux de mémoire de maîtrise et une thèse de doctorat, des publications gouvernementales et des sondages de chercheurs et du MSSS afin de construire cet important chapitre. Un troisième chapitre portera sur la méthodologie de recherche. L'échantillon et la collecte des données viendront conclure ce chapitre. Afin que nous puissions répondre à nos objectifs de recherche, nous avons effectué des entrevues semi-dirigées auprès de 10 préposées aux bénéficiaires (9 femmes et 1 homme) oeuvrant au sein des 5 CHSLD (4 publics et 1 privé conventionné). La collecte des données sur le terrain repose sur l'utilisation d'une méthode qualitative.

La seconde partie de cette recherche contient le quatrième chapitre présentant les résultats et du cinquième chapitre qui sera constitué de l'analyse critique des résultats et de la discussion qui en découle. Enfin, des conclusions globales résumant les principaux constats et enjeux viendront enrichir des réflexions ultérieures face à la problématique à l'étude. Mais tout d'abord, traçons un portrait très sommaire de la situation actuelle des CHSLD.

CHAPITRE I : LE PORTRAIT DE LA SITUATION ACTUELLE EN CHSLD

1.1   La situation actuelle des CHSLD du Québec

Ce chapitre veut faire état du portait de la situation actuelle en CHSLD, de la mission de ces derniers, de leur vision du milieu de vie et finalement de leurs assises légales. De plus, ce premier chapitre permet de tracer le portrait des clientèles vivant en CHSLD et il fait état de la vulnérabilité des personnes âgées. Finalement, ce premier chapitre inclut une présentation du portrait sommaire des PAB, des tâches inhérentes à leur travail, et de l'aspect relationnel et comportemental de leur métier en CHSLD.

Puisque le phénomène de l'institutionnalisation des personnes âgées dépendantes et en perte d'autonomie n'est pas nouveau au Québec, il apparaît juste de préciser que le contexte d'hébergement n'a pas toujours été le même à travers l'histoire. Les personnes âgées, surtout celles présentant une déficience intellectuelle, ont longtemps été en institution tant au Québec qu'ailleurs. Cependant, le Québec est passé d'un mode d'hébergement de type «hospice» ou «asile», dans les années 1900 à 1940, aux centres d'accueil publics dans les années 1940 à 1980, pour ensuite connaître une vague de désinstitutionalisation à partir des années 1980 (Charpentier, 2002).

La création du réseau d'hébergement public qui est le nôtre présentement remonte à la Commission Castonguay-Nepveu de 1966 à 1972. Il est à noter que l'hébergement public et l'hébergement privé-conventionné (nommé CHSLD privé-conventionné) se retrouvent depuis 1979 en souffrance budgétaire (les coûts d'opération étant en croissance et le financement réduit) tandis que l'hébergement privé autofinancé croît depuis plus de 20 ans dans une logique marchande et d'entreprise. La tendance actuelle veut que le secteur privé de l'hébergement prenne encore plus d'expansion au détriment du secteur public. Cette situation est connue et apparaît même provoquée et stimulée par l'État. En fait, il y a près de 83 642 personnes qui résident dans 2 490 résidences privées autofinancées. Ce nombre est en croissance constante et le marché de l'hébergement privé fait le délice de plusieurs entrepreneurs, de propriétaires et groupes de propriétaires tant québécois qu'étrangers.

Selon l'Association des CLSC et des CHSLD du Québec (ACCQ) (2003)[14] qui représente 204 membres dont 137 exploitent une mission d'hébergement de longue durée, le Québec compte 492 CHSLD publics et privés-conventionnés[15]. Le nombre de lits en hébergement et soins de longue durée inscrits au permis en hébergement public et privé-conventionné s'élève en 2002, à 42 936[16], dont environ 36 235 en hébergement public[17] (MSSS, 2003, MSSS, 2005) comparativement à 42 336 places en 1998. De plus, ce sont près de 4 000 places qui ont été retirées du réseau d'hébergement en seulement sept ans, soit de 1991 à 1998 (Conseil des aînés, 2000). On voit que le nombre de place en CHSLD tend à diminuer. À en croire les orientations ministérielles sur les services offerts aux personnes âgées en perte d'autonomie (2001), les nouveaux investissements au cours des prochaines années viseront principalement l'accès aux services de soutien à domicile via les CLSC[18] et leurs différents partenaires[19] et non pas les services en CHSLD qui s'avèrent déjà forts coûteux. Les soins et les services en milieu d'hébergement substituts représentent environ 78% de l'ensemble des dépenses publiques pour les services de longue durée aux personnes âgées en perte d'autonomie (MSSS, 2001).

De toute évidence, l'État semble chercher des alternatives à son engagement financier et à sa fonction légale face à l'hébergement public des citoyens âgés en perte d'autonomie relative. Les CHSLD viennent de vivre des changements extrêmement rapides dans un contexte de

---

[14] L'Association des CLSC et des CHSLD du Québec est devenue en 2005, l'Association québécoise des établissements de santé et de services sociaux (AQESSS)

[15] En 2006, l'Association des établissements privés-conventionnés (AEPC) compte 67 établissements membres. Cette association veut offrir dès l'automne 2006 une formation aux cadres et au personnel sur l'implantation du concept milieu de vie dans leurs établissements afin d'améliorer la qualité des soins.

[16] Cette donnée ne tient pas compte des quelque 3 200 personnes âgées qui résident dans les CHSLD privés non conventionnés (Charpentier, 2004). Par ailleurs, le plan de la santé et des services sociaux : Pour faire les bons choix (MSSS, 2002) annonçait l'ajout de plus de 2 200 places pour un meilleur accès au CHSLD.

[17]En enlevant les «lits dressés» pour l'hébergement temporaire ou les clientèles adultes handicapées, il y aurait 36 235 lits disponibles pour les personnes en perte d'autonomie âgées de 65 ans et plus (Conseil des aînés, 2000, MSSS, 2005). La recension du nombre de lits est disponible dans le Répertoire des établissements (M02-MICRO). Certains lits sont utilisés pour des gens à domicile nécessitant un dépannage.

[18] Notons qu'en 2005, selon la Coalition Solidarité-Santé, les CLSC couvrent 8% des besoins de soutien à domicile. Denis Lazure soulignait en 1979 que l'aide à domicile s'avérait une «fiancée promise» dans le sens de celle qui n'arrive jamais. Le 8% de réponse aux besoins de soutien à domicile se verra-t-il augmenté ?

[19] Les partenaires des CLSC,concernant le panier de services de l'aide à domicile, sont les différentes agences privées de préposé(es) aux bénéficiaires et d'auxiliaires familiaux et sociaux, les entreprises d'économie sociale (EES) pour les repas, le gardiennage, certains soins d'assistance et l'entretien domestique. Finalement, des coopératives d'aide à domicile offrent des services aux personnes à domicile. La modalité du chèque emploi service est de plus en plus utilisé pour que la personne dans le besoin d'assistance engage un(e) préposé(e) de gré à gré qui se voit rémunéré(e) via le Centre de traitement Desjardins. MSSS (2003) *Politique de soutien à domicile : chez soi le premier choix*. Québec.

10

compressions budgétaires sans précédent (1986-1995, 1996-2001)[20] qui se sont traduits par des impacts au niveau de l'accès aux des services, du service à la clientèle, du remplacement des équipements coûteux et de l'organisation structurel des services. Somme toute, les CHSLD sont encore aux prises avec des impératifs financiers et une gestion serrée des sommes allouées par le MSSS.. On cherche des solutions pour le maintien en place du réseau des CHSLD et de la qualité des soins s'y retrouvant. La qualité des soins en a souffert et il apparaît de plus en plus difficile d'assurer les services de base de qualité à la clientèle (ACCQ, 1999). Le réseau de la santé est en pleine mutation structurelle dans cette course à l'efficience et à l'efficacité (Contandriopoulos cité par Pineault, 1999) qui apparaît essouffler les acteurs cliniques, créer des tensions et de la frustration de ne pouvoir faire mieux.

À tel point que l'enjeu économique qui sous-tend les CHSLD rend la personne âgée, supposée être au centre de l'accueil et des préoccupations, de plus en plus exclue des priorités (Leleu, 2000). La qualité de vie des résidents en CHSLD est de plus en plus tributaire des modes d'organisation du travail et de l'exercice du pouvoir dans les établissements. Il y a émergence d'une double problématique au niveau de l'hébergement et des soins de longue durée : celle de la qualité des soins et de l'accès aux services (Charpentier, 2002). Or, l'accès à des services d'hébergement publics est de plus en plus difficile. En conclusion, les orientations prises par le MSSS en matière de services d'hébergement ont eu comme conséquence la diminution de la disponibilité des places et l'État se désengage progressivement du secteur de l'hébergement des personnes âgées au détriment du secteur privé (Brissette, 1992 cité par le Conseil des aînés, 2000).

La situation financière et organisationnelle actuelle des CHSLD a un impact sur le processus de dispensation des soins qu'il nous semble bon de regarder de plus près. Au fil des ans, nous avons eu l'occasion de voir nous-mêmes des membres du personnel [21] dépersonnaliser les

---

[20] Des motifs économiques ont amené l'État à effectuer des compressions dans la plupart des sphères publiques incluant le domaine de la Santé qui se voyait attribué près du tiers du budget global de l'État. La volonté de s'attaquer à la dette du Québec et la recherche du déficit zéro commandé par le premier ministre Lucien Bouchard en 1995 a créé des coupures budgétaires importantes au Québec et entre autres, dans le domaine de l'hébergement public tels les CHSLD.
[21] Nous avons eu le privilège d'intervenir dans environ 120 CHSLD entre 1986 et 2006 à titre d'agent de formation. Nous allons régulièrement sur les unités de soins afin de nous imbiber de l'atmosphère de travail et d'observer discrètement le personnel à l'œuvre. Avec de nombreux cadres, nous avons amplement discuté de la situation financière des CHSLD qui se plaignent du manque chronique de ressources. Lorsque nous supervisons des stages en CHSLD (1986-2005), nous voyons le personnel courir aux heures de pointe et lors des bouchons de travail.

contacts, déshumaniser les soins, hurler, menacer et négliger ou ignorer les besoins variés des personnes âgées. Cependant, nous avons souvent constaté nous-même la passion, l'amour et le respect à l'endroit des personnes âgées par des gestes tendres et des paroles empreintes de respect et d'humour faisant mieux vivre la situation de travail pour tous et le quotidien pour les résidents. Il y a donc une dichotomie intéressante entre les attitudes et les comportements des PAB. Pour plusieurs PAB que nous avons côtoyés sur les unités de vie en CHSLD, les personnes âgées semblent dignes de respect lors des interactions et lors des soins. Par contre, certaines soignantes se sont avérées malhabiles, désintéressées et négligentes face aux besoins des personnes âgées même si elles avaient du temps pour exécuter le travail. Il semble y avoir des écarts importants entre la perception des uns et des autres face aux personnes âgées. Ces écarts de perception ont possiblement un impact sur la dispensation des soins et des services.

Sans vouloir juger sévèrement les PAB, les cadres ou les directions d'établissements CHSLD, nous sentons que la qualité de l'approche à la personne âgée souffre d'un manque de rigueur et d'un écart important entre les PAB eux-mêmes. Cependant, nous ne sommes pas en mesure d'établir le pourcentage précis de PAB qui offre des soins de qualité et ceux qui ont des approches inadéquates allant à l'encontre des droits et libertés des bénéficiaires et du code d'éthique du personnel. Cela nous motive suffisamment pour effectuer la présente recherche car nous demeurons curieux d'entendre le personnel PAB se prononcer sur la situation actuelle de la qualité des soins et la qualité des relations interpersonnelles envers les personnes âgées en CHSLD public et privé-conventionné.

Le CHSLD demeure généralement un endroit relativement sécuritaire où des personnes adultes et âgées vulnérables, ayant une santé globale précaire, bénéficient d'approches novatrices, créatrices et empreintes d'une certaine *humanitude*[22] par du personnel soignant dévoué. Beaucoup de CHSLD sont des milieux où la qualité de vie se porte relativement bien. Toutefois, selon Parse (1985) cité par Fortin (1991), les intervenants soignants

---

[22] Le concept d'*humanitude* (emprunté à Albert Jacquard) circonscrit l'ensemble des caractéristiques spécifiques à l'humain qui nous définissent comme autre chose qu'un simple animal. Ce terme réfère à la qualité des approches relationnelles envers la personne en perte d'autonomie relative (Gineste 2002). Ce concept s'inspire de l'humanisme (Maslow, 1954, Rogers 1970, Gineste, 2002). Yves Gineste a fait de l'*humanitude* un concept relié à l'approche relationnelle de soins actuellement enseignée par L'ASSTSAS.

reconnaissent que les interventions favorisant ou assurant une vie de qualité aux personnes âgées ont la particularité de s'éloigner du modèle hospitalier pour entrer dans le modèle holistique et humaniste. Ces auteurs affirment que les CHSLD ont encore des valeurs organisées autour d'une logique hospitalière ou la tâche prime sur la relation avec le «patient». Une vue de l'ensemble des CHSLD dénoterait des inégalités dans la qualité des soins, des relations humaines et des valeurs prônées par la direction, les cadres, les familles, les bénévoles et le personnel soignant.

1.1.1 Les valeurs des CHSLD

Comme nous l'ont enseigné Weber et Durkheim, le recours aux valeurs constitue souvent un *deus ex machina* pour expliquer la constance, la cohérence ou la spécificité de certains comportements à l'intérieur d'une organisation (Doucet, 2002). Les CHSLD ont des valeurs et des principes théoriques (découlant de chartes officielles et locales) comme le respect des bénéficiaires dans leurs étapes de croissance incluant la mort et la dignité de ces derniers peu importe l'état de santé (AHQ, 1993). Ils ont des principes directeurs et éthiques face à la prestation des services et des soins dispensés à leurs clientèles tels la courtoisie, l'équité et la compréhension de l'état de santé physique et mental. L'adhésion aux valeurs organisationnelles d'un CHSLD dépend, en plus des ressources matérielles et financières, du dynamisme, de la compétence et de la motivation de son personnel de direction, des cadres et des acteurs cliniques[23]. Notons que depuis les compressions budgétaires dans les CHSLD qui ont débuté en 1986[24], leurs valeurs théoriques sont confrontées à une dure réalité clinique qui essouffle le personnel et les cadres (Roy, 2001; MSSS, 2001). Soulignons également que les cadres visent d'avantage le rendement, la performance et la production des soins pour répondre à des exigences des administrateurs alors que le personnel soignant tend à dire qu'il fait de son mieux dans le contexte actuel allant même jusqu'à blâmer les cadres et les administrateurs pour le manque de ressource humaines et matérielles. Les valeurs des administrateurs ne sont pas nécessairement les mêmes que le personnel. Nous voulons éviter de prendre position et de tomber dans le piège d'avoir une approche strictement normative et

---

[23] En CHSLD, les acteurs cliniques sont les infirmières, les infirmières auxiliaires, les physiothérapeutes, les ergothérapeutes, le personnel de l'animation et des loisirs, le personnel de la pastorale, le personnel d'entretien et de maintenance et le personnel des services alimentaires. S'ajoute à ces personnes, les familles, les bénévoles, les pharmaciennes et les médecins. Finalement, un comité des résidents siège en CHSLD.
[24] Le gouvernement fédéral a fait le choix de retirer 18,6 % de ses transferts aux provinces en matière de santé afin de rembourser une partie de sa dette. Ces dernières ont dû effectuer des coupures de fournitures, en nombre de lits et en nombre de personnel depuis 1986 (Santé et Bien-être Social, Canada, (1997).

administrative des valeurs à promouvoir face à la qualité des soins car les valeurs véhiculées en CHSLD sont au cœur d'un débat et d'un dilemme éthique. Les valeurs reliées à la qualité des soins s'inscrivent dans un cadre social et organisationnel qui interpelle chaque CHSLD du Québec.

Les CHSLD ont une reddition de comptes et une imputabilité face à leur agence de développement des réseaux locaux des services de santé et des services sociaux (ADLRSSSS). Les CHSLD sont toutefois confrontés à la difficulté d'adhérer, de promouvoir et surtout d'actualiser leurs valeurs et celles du MSSS car ils doivent composer avec des ressources humaines et financières à leur minimum ce qui semble avoir une influence directe sur les soins offerts (Côté, 1996; MSSS, 2001). Ces ressources financières précaires sont décidées par le Conseil du Trésor et le gouvernement du Québec.

Les travaux de Bowker (1982) cité par Fournelle (2001) sur le modèle socialisant avance que les valeurs des CHSLD se doivent de tendre vers le maintien du système biologique de la personne, l'humanisation des interventions et la sauvegarde de l'intégrité par des relations significatives envers les résidents. Toutefois, il est permis de croire que le dynamisme du personnel peut se voir affecter et compromis par le contexte de travail aride malgré les valeurs théoriques dominantes du CHSLD. Un rapport de force entre le personnel et les administrateurs peut se faire sentir quand les valeurs se confrontent. On ne peut exiger l'impossible du personnel sans lui donner tous les outils. Le contexte de compressions budgétaires sans précédent a créé un fardeau sur les épaules des gestionnaires et du personnel soignant compromettant la mise en chantier des valeurs humaines et organisationnelles (MSSS, 2001). La qualité des soins en souffre depuis 20 ans (ACCAQ, 1999) et le défi demeure entier concernant le maintien des valeurs de respect, de dignité, de réponse aux besoins globaux de stimulation du potentiel résiduel des clientèles et de recherche d'autonomisation pour les clientèles âgées hébergées. Selon l'AHQ (1997) et le regroupement des CHSLD de la Montérégie (2001), la philosophie d'intervention et les valeurs des CHSLD reposent fondamentalement sur le maintien de l'autonomie optimale de la personne et la qualité de vie de même que sur la socialisation, la valorisation, et le respect des droits et libertés.

14

En 2006, y a-t-il un trop grand écart entre le discours théorique sur les valeurs et les principes directeurs et l'application de ces valeurs et de ces principes théoriques ? La qualité de vie des bénéficiaires est une valeur qui s'appuie sur la qualité de la relation entre les résidents et le personnel. Cette qualité de la relation est-elle sérieusement compromise par un sous-financement ou par du personnel incapable de répondre à la mission des CHSLD ?

1.1.2 La mission des CHSLD et le concept milieu de vie

Les CHSLD peuvent-ils réaliser leur mission dans le contexte actuel de la recherche d'assainissement des finances publiques ? Admettons que le défi demeure tout entier et qu'il débouche sur un enjeu social important pour les 30 prochaines années qui verront un vieillissement de la population sans précédent. Selon la loi sur les services de santé et les services sociaux (LSSS; 1991-C.42, art 83), la mission d'un centre d'hébergement et de soins de longue durée est « d'offrir de façon temporaire ou permanente un milieu de vie substitut, des services d'hébergement, d'assistance, de soutien et de surveillance ainsi que des services de réadaptation, psychosociaux, infirmiers, pharmaceutiques et médicaux aux adultes qui, en raison de leur perte d'autonomie fonctionnelle ou psychosociale, ne peuvent plus demeurer dans leur milieu de vie naturel, malgré le support de leur entourage». Le milieu de vie substitut est défini comme un lieu constituant l'adresse permanente d'une personne qui lui donne accès en plus d'un gîte, au couvert et, généralement, à des services d'aide et d'assistance à des soins de santé (Conseil des aînés, 2000)[25]. Le CHSLD doit être un endroit où il y a une âme et on doit sentir que la chaleur humaine y fait son nid (Garant, 2001). Le défi des CHSLD est d'offrir une bonne qualité de vie aux bénéficiaires. Soulignons que plusieurs organismes publics se sont intéressées aux conditions de vie offertes aux personnes âgées hébergées (Vérificateur général du Québec, 2002; Commission des droits de la personne et des droits de la jeunesse, 2001; Conseil des aînés, 2000; MSSS, 2004). Les conditions de vie matérielles, humaines, environnementales ainsi que les approches relationnelles qualitatives font partie intégrante de la mission des CHSLD.

Par conséquent, un milieu de vie est un endroit où il y a des mécanismes permanents afin d'assurer que les besoins des résidents ont priorité sur les droits du personnel et de

---

[25] Le Conseil des aînés a donné publiquement son avis sur l'hébergement en milieu de vie substitut pour les aînés en perte d'autonomie, il dénonce l'approche dite «hospitalière» retrouvé en CHSLD au lieu du milieu de vie. Le MSSS (2005) a également fait ressortir le besoin de modifier l'approche hospitalière en CHSLD.

l'administration (Harvey, 1998 cité par le Conseil des aînés (2000)). Selon l'Association des Hôpitaux (AHQ) et l'ACCQ (1998), les CHSLD ont emprunté une approche médicale considérant le bénéficiaire comme un malade requérant des soins. Les CHSLD dépendent trop d'une structure hospitalière où l'on privilégie l'aspect technique du soin, le réveil précoce, les horaires de repas fixes, déshumanisant les soins au profit d'une technicité plus ou moins aseptisée, efficiente en termes de soins, mais bien éloignée du concept d'habitat, c'est-à-dire d'un lieu où il ferait bon vivre (Mishara et Riedel, 1988). Créer un véritable milieu de vie, c'est avoir la passion, le courage de remettre en question nos croyances, nos pratiques, notre programmation et nos façons de faire. L'emprunt d'un modèle médical de soins pourrait expliquer la promotion des valeurs administratives mentionnées à la section 1.1.1 mettant l'accent sur le rendement et la production de l'efficience au travail.

En lien avec la mission des CHSLD, le regroupement des CHSLD et des CLSC de la Montérégie (2001) avance que les ressources humaines en place sont parfois peu habilitées à répondre aux besoins des «nouvelles clientèles» ayant des besoins diversifiés devant être satisfaits par des aides techniques spécialisés. La mission des CHSLD est appelée à s'ajuster aux clientèles plus lourdes qui sont admises. Les CHSLD ont donc la mission de favoriser la meilleure assistance possible aux personnes en établissement de santé en s'assurant de la compétence de tout le personnel tant au niveau technique qu'au niveau des approches relationnelles, des attitudes positives face aux personnes âgées. Il apparaît clair que les administrateurs ont à faire face à une situation d'hébergement en changement tout en s'assurant de répondre à leur mission avec du personnel compétent.

«Le CHSLD, ce n'est ni un «CLUB MED» pour personnes âgées ou adultes en perte d'autonomie, ni un hôpital aseptisé» (Fournelle, 2001). Par contre, si le CHSLD est assimilé à un «ghetto assistantiel», il a tendance à devenir un simple «lieu de vie» suivant un modèle de tutelle humaine et sociale dans une voie asilaire (Predazzi, Loriaux, Fernando et Vercauteren, 2000). C'est précisément ce qu'il faut éviter afin de ne pas revivre une époque de captivité et de passivité des bénéficiaires sans parole et sans droits et sans libertés (Brami, 1995). L'instauration d'espaces privés à l'intérieur d'espaces publics, la reconnaissance du vieillard comme sujet digne et unique et non plus comme objet sont des éléments reliés au milieu de vie substitut annonçant une certaine réhabilitation institutionnelle. Il devient impératif de combattre la dépersonnalisation souvent associée à des horaires rigides et à l'environnement physique non stimulant du milieu institutionnel traditionnel en promouvant la création d'un environnement favorable aux besoins sociaux et affectifs des bénéficiaires. La commande est grande et le défi demeure constant.

La défunte Fédération québécoise des centres d'hébergement et de soins de longue durée (1995) soulevait qu'être un milieu de vie substitut signifie être à l'écoute des besoins et de ne pas tout décider à la place des personnes âgées. Selon elle, la mission des CHSLD oblige à tenir compte des dimensions affectives, sociales et spirituelles de la personne autant que de ses besoins physiques tout en ayant une approche personnelle et individualisée. Les CHSLD du Québec renseignent-ils leur personnel sur leur mission légale et l'informent-ils de leurs assises légales comme organisme gouvernemental ? Chaque nouvelle employée reçoit-elle une documentation claire et précise sur la mission et les assises légales du CHSLD ? Il est permis d'en douter.

1.1.3   Les assises légales des CHSLD

Depuis 1991, l'entrée en vigueur du projet de loi 120 (modifiant la loi sur les services de santé et les services sociaux de 1921) a fait disparaître l'appellation «Centre d'accueil». Au départ, il ne faut pas perdre de vue que les désormais CHSLD et les centres hospitaliers doivent se soumettre à la Réforme du système de Santé et de Services sociaux (Côté, 1996). De plus, le fonctionnement interne des CHSLD se fait à partir d'un programme cadre structuré en conformité avec les normes institutionnelles définies par la loi 120 (1991) et adaptées par chacune des institutions (plan de soins, plan d'intervention, normes alimentaires, guide des pratiques médicales, loi sur les soins infirmiers). Nous constatons que toutes ces normes institutionnelles sont inspirées du modèle médical souligné à la section 1.1.2. Rappelons qu'un centre d'hébergement, est un organisme qui agit dans le cadre de plans proposés par des lois, selon des structures précises et en fonction d'une clientèle précise comme le font tous les établissements publics (Brunelle, 1993). Sa survie dépend de sa capacité à assurer à sa clientèle, les personnes hébergées, des services de qualité et une réponse adéquate aux besoins globaux à l'intérieur de ses moyens.

De sorte que la Loi sur les services de santé et les services sociaux (LSSSS, 1991) balise les pratiques en CHSLD. Plusieurs articles de loi pourraient être cités pour démontrer la mission et les assises légales des CHSLD. Voici quelques articles que nous jugeons très à propos.

17

L'article 3 de la LSSSS, définit les grands principes légaux à respecter lors de la prestation de tout service à savoir : 1- « La raison d'être des services est la personne qui les requiert. 2- Le respect de l'usager et la reconnaissance de ses droits et libertés doivent inspirer les gestes posés à son endroit. 3- Dans toute intervention, l'usager doit être traité avec courtoisie, équité et compréhension, dans le respect de sa dignité, de son autonomie et de ses besoins. 4- L'usager doit participer, autant que possible, aux soins et aux services le concernant». De plus, l'article 5 de la LSSSS (1991) stipule que : «Toute personne a le droit de recevoir des services de santé et des services sociaux adéquats sur les plans à la fois scientifique, humain et social, avec continuité et de façon personnalisée».

L'article 10 de la LSSSS (1991) avance que : «Tout usager a le droit de participer à toute décision affectant son état de santé ou de bien-être». L'article 102 de la même loi avance que «Le plan d'intervention doit identifier les besoins, les objectifs poursuivis, les moyens à utiliser et la durée prévisible des services fournis». À ces assises légales, s'ajoute la Charte des droits et libertés de la personne (L.R.Q., C-12, 1994) du Québec qui mentionne, à l'article 1 que : «Tout être humain a droit à la vie, ainsi qu'à la sûreté, à l'intégrité et à la liberté de sa personne» et à l'article 4 sur la sauvegarde de la dignité que : «Toute personne a le droit à la sauvegarde de sa dignité, de son honneur et de sa réputation». Le Code civil contient l'article 10 sur l'inviolabilité de la personne : «Toute personne est inviolable et a droit à sa dignité. Sauf dans les cas prévus par la loi, nul ne peut lui porter atteinte sans son consentement libre et éclairé». Quant à elle, la Politique de la santé et du bien-être (1992) rappelle l'importance de favoriser le renforcement du potentiel des personnes, de soutenir les milieux de vie et de développer des environnements sains et sécuritaires tout en améliorant les conditions de vie (MSSS, 2003).

Tant les administrateurs et les cadres des CHSLD ainsi que le personnel soignant et le personnel de soutien sont tenus, en principe, d'offrir des soins et/ou des services respectant ces articles de loi. Soulignons que selon les orientations ministérielles du MSSS (2003), toute personne hébergée a droit à un milieu de vie qui respecte son identité, sa dignité et son intimité, qui assure sa sécurité et son confort, qui lui permette de donner un sens à sa vie et d'exercer sa capacité d'autodétermination. En conclusion, la personne âgée a le droit à l'assistance et on précise qu'il incombe en premier lieu à la famille de veiller à la pleine protection des personnes âgées. Le personnel clinique intervient dans un contexte de substitution familiale afin de procurer les soins et les services requis selon des balises légales claires et connues des conseils d'administration. Ces articles de loi sont méconnus par le personnel soignant. Pourtant, les principaux articles de loi pourraient faire l'objet d'un colligé de notes et être distribués à l'ensemble du personnel afin de permettre la réflexion individuelle sur les assises légales et sur la mission de leur milieu de travail.

1.1.4 Le profil des clientèles hébergées en CHSLD

L'hébergement public est de plus en plus «réservé» aux clientèles plus lourdes et plus démunies, évaluées et classifiées selon la grille CTMSP (Classification par Type en Milieu de Soins Prolongés) rempli par le médecin traitant et selon l'outil d'évaluation multiclientèle[26]. En 2006, les CHSLD du Québec accueillent principalement des personnes très âgées (80 à 85 ans en moyenne) en grande perte d'autonomie. Soulignons toutefois que plusieurs personnes entre 65 et 85 ans vivent en CHSLD et que plusieurs adultes ayant une déficience physique et une mobilité réduite s'y trouvent également.

En 1999, de 41,9% à 46% des résidents sont des personnes de 85 ans et plus contrairement à 36% en 1999 et 72 % des résidents ont plus de 75 ans (Conseil des aînés, 2000). Beaucoup de résidents des CHSLD ont des déficiences physiques, psychologiques ou sociales et sont considérés en perte d'autonomie de modérée à sévère (ACCQ, 2003) «Ainsi : 38,5% des personnes âgées hébergées au Québec présenteraient des déficits cognitifs sévères, 31,1% de la clientèle a une déficience physique et motrice, 20,6% des affectations telles le cancer ou d'autres pathologies; 7,2% est atteinte d'un problème de santé mentale; 3% présente une déficience intellectuelle et 13% sont sujets à des comportements perturbateurs» (Cloutier et Dumont-Lemason, 2003, Coupal, 2004). Par contre, selon les études et les recherches conduites par le comité consultatif travaillant sur les orientations ministérielles en matière de qualité pour les personnes hébergées (MSSS, 2003), le taux de personnes âgées en hébergement affectées par une forme ou l'autre de troubles cognitifs de légers à sévères (confusion, démence vasculaire, démences multiples, démences dégénératives) se situe entre 60% et 80%. Malgré des différences statistiques, on peut prévoir que d'ici 2031, plus de

---

[26] Cet outil d'évaluation est basé sur le système de mesure de l'autonomie fonctionnelle (SMAF). Il est utilisé par les travailleuses sociales pour évaluer les aptitudes des personnes vulnérables à exercer leur plein pouvoir d'autonomie dans les dimensions physiques, psychologiques, sociales, économiques et sexuelles. On détermine l'accessibilité au CHSLD en fonction des capacités résiduelles reliées à l'autonomie des personnes.

750 000 Canadiens et Canadiennes souffriront entre autres de la maladie d'Alzheimer ou de troubles cognitifs connexes dont plusieurs nécessiteront un hébergement de longue durée[27]. Il reste à vérifier et à s'assurer que cet hébergement soit assorti d'une qualité des soins et d'une programmation [28] adaptée aux clientèles âgées en fonction de leurs particularités et de leur profil de santé.

Peu importe la classification utilisée pour déterminer les statistiques reliées aux clientèles, la lourdeur des clientèles est une problématique qui questionne les pratiques de soins en CHSLD en 2006. L'intensité thérapeutique est croissante et plusieurs résidents présentent un double ou un triple diagnostique. Le profil des clientèles dénote d'ailleurs une évolution fulgurante des diagnostics reliés aux déficits cognitifs, une multiplication des problèmes graves de santé physique souvent concomitants, une augmentation des incapacités motrices, principalement des limitations à la marche et aux déplacements, et un certain nombre de personnes présentant des troubles graves du comportement reliés au diagnostic psychiatrique (MSSS, 2003). Plusieurs soignants en gériatrie sont en situation de souffrance et de fragilisation extrême compte tenu de l'écart entre l'idéal de leur rôle clinique et les difficultés d'entrer en relation significative avec les clientèles présentant des troubles cognitifs et des troubles du comportement. Peu ont une formation spécialisée afin de les aider à adopter les attitudes et les comportements adéquats. Un certain désarroi est observable en milieu clinique, cala peut affecter la qualité des soins et déboucher vers des pratiques douteuses.

Le travail auprès des clientèles typiques des soins de longue durée, tout particulièrement dans les cas de démence, représente un défi majeur pour les soignants. En fait, le cadre de travail oblige l'adoption d'attitudes et de comportements adaptés au profil des clientèles telles le mime, la diversion, le recadrage et la simplicité dans le choix des mots. Dans un environnement humain tel le CHSLD, tant les clientèles âgées vulnérables que les PAB vivent un stress émotionnel. Compte tenu d'une certaine méconnaissance de la géronto-

---

[27] Groupe de travail de l'étude canadienne sur la santé et le vieillissement, «The incidence of Dementia in Canada» *Neurology* 2000, vol 55, pages 66-73, et communication personnelle, octobre 2001. Le lecteur peut également consulter le *Canadian Study of Health and Aging* (1994) en rapport aux résidents Alzheimer.
[28] La notion de programmation fait référence aux levers le matin, aux installations des bénéficiaires, à l'orchestration des repas, des bains, des tournées de change, des siestes, du loisir, de la pastorale, etc...et ce, sur les trois quarts de travail. La programmation peut s'avérer aride pour le personnel, lourde pour la clientèle et robotisée tout en étant rigide. Par contre, elle peut s'assouplir et être révisée en fonction des besoins réels des bénéficiaires et d'une flexibilité des équipes de soins dans la mobilité du personnel. Une réorganisation du

gériatrie, les bénéficiaires lucides, confus ou déments ont-ils les mêmes attentions du personnel en général et des cadres des CHSLD ? Plusieurs PAB que nous avons vu en CHSLD se disent impuissantes face à la démence et aux comportements dits perturbateurs de cette clientèle croissante en CHSLD. Notre expertise clinique nous pousse à constater que les clientèles lourdement atteintes au plan cognitif ne bénéficient pas tous de la même qualité de relations interpersonnelles et de communication que les clientèles lucides. On passe parfois plus vite, on maintient souvent dénudée plus longtemps, on n'explique pas ce que l'on fait, on ne tient pas compte du commentaire de la personne âgée, on infantilise plus ou encore, on ignore parfois carrément le refus de recevoir la toilette partielle ou le soin corporel. Certains PAB ont moins d'intérêt face aux résidents confus et/ou déments.

Selon le fichier sur la contribution des adultes hébergés (2001), 72% des personnes hébergées en CHSLD sont des femmes veuves ayant moins de 8 ans de scolarité et 63% des personnes admises et présentes en CHSLD sont en grande perte d'autonomie (MSSS,2003). Rares sont les personnes nécessitant moins de 3,5 heure/soins par jour qui sont admises en CHSLD public (MSSS, 1997; Conseil des aînés, 2000 ; Charpentier, 2002)[29]. L'actuel resserrement des critères d'accès aux CHSLD débouche sur une clientèle hébergée plus lourde, nécessitant plus d'heures/soins (MSSS, 2001) et ayant de multiples besoins à satisfaire. Le grand défi demeure de répondre à l'ensemble des besoins des personnes âgées tant au niveau physiologique que psychologique[30][31].

À titre indicatif, il est intéressant de noter que plus de 80% de la clientèle âgée hébergée dans le réseau des CHSLD publics ne bénéficie que de la sécurité de la vieillesse et du supplément

---

travail s'effectue lors de l'implantation du concept milieu de vie et la recherche de flexibilité dans l'organisation du travail proposée au comité milieu de vie.

[29] Une étude de Trahan (1997) faite à partir de données de 1994, nous apprend que 80% des personnes orientées vers l'hébergement public nécessitent en moyenne 2,36 heures de soins infirmier et d'assistance par des para-professionnels. En 1998-1999, 60% des résidents des CHSLD nécessitaient plus de 2,876 heures/soins/jour

[30] La notion de besoin fait référence aux 14 besoins fondamentaux de Virginia Henderson. Ce modèle est fortement utilisé en soins infirmiers depuis plus de 40 ans. Les besoins de Maslow sont également utilisés comme référence pour les soins globaux à offrir aux bénéficiaires. Lauzon et Adam (1996) font l'inventaire des besoins des personnes âgées en citant le besoin de s'occuper de manière à se sentir utile, le besoin d'éviter les dangers, le besoin de respirer, de communiquer, de se mouvoir, d'éliminer, de se recréer, de se vêtir, de boire et manger, d'agir selon ses croyances, de dormir et d'apprendre. Ces besoins rejoignent ceux de Henderson et demandent parfois de l'assistance du personnel professionnel et non-professionnel PAB.

[31] Les 14 besoins fondamentaux de Virginia Henderson (1972) font état de soins de base lorsqu'il s'agit des soins reliés au corps. Maslow (1954), introduit dans sa pyramide des besoins, la satisfaction des besoins physiologiques de base tels les besoins de dormir, de manger, de respirer, d'éliminer et de boire.

du revenu garanti comme source de revenu[32]. La vulnérabilité des personnes âgées est tant économique qu'organique, psychologique, sexuelle, systémique et sociale.

1.1.5   La vulnérabilité des personnes âgées et la réponse aux besoins

Le profil des personnes âgées en CHSLD oblige le constat de leur grande vulnérabilité. Les principaux facteurs associés à la perte d'autonomie sont l'âge, les incapacités préalables, l'affect dépressif, et surtout la déficience cognitive. L'effet domino crée par le grand âge, la perte d'autonomie physique et cognitive, la précarité financière, l'effritement du réseau social et la pauvreté   sont, sans vouloir stigmatiser les personnes âgées qui vivent en milieu d'hébergement, les principaux facteurs qui risquent d'accentuer leur vulnérabilité (Maltais, 1999 cité par Charpentier, 2004). Par conséquent, le besoin d'une plus ou moins grande assistance au quotidien devient très nécessaire. De l'avis du MSSS (2001), la qualité des approches passe avant tout par la préoccupation constante de la qualité de vie dans un contexte particulier de vulnérabilité, de fragilité et de perte d'autonomie. Cette vulnérabilité s'observe dans la capacité relative d'effectuer certaines ou plusieurs activités de la vie quotidienne (AVQ) [33] et des activités de la vie domestique (AVD) avec ou sans l'aide d'un tiers assurant l'assistance.

Le taux d'incapacité à assumer pleinement les activités de la vie quotidienne et/ou domestique augmente avec l'âge; il est de 42% chez les personnes âgées de 65 ans ou plus, soit 34% chez les personnes âgées de 65 à 74 ans et 55% chez celles âgées de plus de 75 ans (MSSS, 2003). Les bénéficiaires âgés s'exposent à des risques d'abus et de maltraitance en raison de leur vulnérabilité à divers niveaux, de leur dépendance et de leurs incapacités dans un contexte d'hébergement qui peut produire une relation «*instituante*» renvoyant à une soumission et une passivité de la personne âgée. Le personnel doit donc assister les personnes âgées vulnérables dans la recherche de la satisfaction de leurs besoins, en considérant des approches humaines et respectueuses sans abuser de leur précarité. Le personnel doit surtout

---

[32] La pension de la sécurité de la vieillesse se chiffre au maximum à 466.63 $ par mois alors que le supplément du revenu garanti est au maximum de 599.50 $ par mois. 65% des personnes âgées de 65 ans et plus ont des revenus de 15 000 $ ou moins. Selon le programme d'exonération financière (Brami, 2001) géré par la régie d'assurance maladie du Québec, la contribution financière du bénéficiaire en CHSLD se situe aux alentours de 876 $ par mois mais peut grimper à 1 527.50 $ par mois selon les revenus et les avoirs de cette personne en 2006.
[33] Les AVQ sont les activités de la vie quotidiennes telles se nourrir, se vêtir, se coiffer, se déplacer, utiliser les toilettes, se laver ou encore vaquer à des activités occupationnelles.

ne pas faire un mauvais usage du pouvoir qui lui est conféré, ou qu'il peut s'approprier face aux résidents afin de les contrôler et de diriger leur vie au quotidien.

De sorte qu'il est préférable que des approches palliatives et stimulantes viennent aider à répondre aux besoins des personnes âgées hébergées. Toute forme de contrôle doit être remplacé par de l'aide et du support afin de répondre le mieux possible aux besoins fondamentaux des résidents. Depuis le début des années 90, le taux de réponse a chuté de 74,44% à 68,32% (ACCQ, 1999; Confédération des syndicats nationaux, 2000; Conseil des aînés, 2000; MSSS, 2001; Dubé, Gagnon, St-Pierre, 2003). Il aurait toutefois augmenté légèrement entre 70% et 72% depuis 2004[34] dans certains CHSLD. On peut donc s'interroger, compte tenu de la grande vulnérabilité de plusieurs personnes âgées hébergées en CHSLD et de leur dépendance au personnel PAB, si un taux de réponse à leurs besoins entre 68,32% et 72% ne constitue pas en soi une atteinte aux droits de ces personnes âgées. La vulnérabilité croissante des personnes âgées, la nécessité de plus d'heures de soins et l'actuel taux de réponse aux alentours de 70% tracent un portrait sombre (même s'il y a une amélioration) et favorable au questionnement sur la capacité actuelle d'offrir des soins globaux en tout temps. Il apparaît complexe, essoufflant et ardu de favoriser la qualité de vie des personnes âgées, de plus en plus vulnérables, quand on doit se concentrer strictement sur les soins de base. S'avère-t-il utopique de parler d'un taux de réponse optimal et d'approches chaleureuses et humaines dans ce «système de pompier» où le personnel PAB tente généralement de faire de son mieux avec les ressources disponibles ? Au fait, quel est le portrait de ces dispensateurs des soins de base aux bénéficiaires âgés des CHSLD ?

1.2 Le portrait du personnel préposé(es) aux bénéficiaires (PAB)

En 2003, 241 500 personnes travaillaient dans le réseau québécois de la santé et des services sociaux (MSSS, 2004). Selon l'Association des préposées aux bénéficiaires (2002)[35], le Québec compte environ 29 500 PAB au total en milieu hospitalier et en résidences privées autofinancées. De plus, près de 17 200 PAB oeuvreraient dans le réseau des CHSLD publics

---

[34] Plusieurs administrateurs de CHSLD de Montréal, de la Montérégie et de l'Outaouais nous ont fait par qu'ils avaient été évalué comme répondant à 70% des besoins lors de leur accréditation ou lors de la visite d'appréciation des équipes du MSSS en 2004.

[35] Cette association provinciale est située à Granby. Elle n'est pas active au niveau de revendications gouvernementales pour la qualité de vie du personnel PAB. Cette association ne fait que regrouper un nombre très restreint de PAB qui n'ont ni colloque, ni congrès annuel, ni carte de membre.

et privés-conventionnés ou encore en centre d'accueil de réadaptation. Il y a près de 57% du personnel total des CHSLD publics, privés-conventionnés et des centres de réadaptation qui est PAB (MEQ, 1990; MEQ, 1994; MSSS, 2003). Les PAB représentent donc un groupe de travailleuses plus nombreux que d'autres en CHSLD. Il est très difficile d'effectuer un recensement précis du nombre de PAB au Québec compte tenu du volume de PAB provenant d'agences privées et du grand roulement de personnel dans ce secteur[36]. Plusieurs formations de PAB existent dans des établissements privés et le nombre de diplômées de ces nombreuses écoles partout au Québec est inconnu. Toutefois, les PAB ayant peu de formation oeuvrent principalement au sein des résidences privées autofinancées.

Remplaçant progressivement les religieuses dans les années soixante en milieu hospitalier, les PAB n'ont pas cesser d'être présentes dans le domaine de la santé. Avec l'arrivée des Centres d'accueil d'hébergement (CAH) depuis 1972, puis des CHSLD dans les années 90, les PAB sont passées de commissionnaires en milieu hospitalier à dispensatrices des soins et de l'assistance aux personnes en établissement de santé. Entre 1986 et 2005, nos discussions avec plusieurs directions des soins infirmiers de CHSLD en Montérégie, à Montréal, dans l'Outaouais et dans la région de Québec nous amène à constater qu'environ le tiers seulement des PAB ont reçu une formation de base allant de 54 heures[37] à un DEP de 630 heures[38].

---

[36] Nous manquons de données précises sur la proportion de québécois(e)s de différentes compositions ethniques oeuvrant comme PAB. Nous ne savons pas non plus avec exactitude la proportion d'hommes et de femmes exerçant ce métier pas plus que la proportion exacte de PAB francophones et anglophones. Nous savons toutefois que la moyenne d'âge des PAB recensés serait de 49,4 ans (Direction de la planification des ressources humaines au MSSS) ce qui nous apparaît relativement âgé pour un travail si astreignant. Nous savons également que la concentration des agences de PAB se situe principalement à Montréal, en Montérégie et à Laval. Les autres régions du Québec utilisent très peu ou pas du tout des agences privées. Les CHSLD de ces régions semblent recruter le personnel PAB à même les écoles de formation professionnelle ou en mettant une annonce dans les journaux locaux avec la mention « un cours de préposée aux bénéficiaires serait un atout avec la formation PDSB». Pour plusieurs PAB, ce travail d'été ou à temps partiel est devenu un métier à temps plein.

[37] Au printemps 2006 et pour une période de 2 à 3 ans, une formation de 80 heures sera offerte aux PAB travaillant en ce moment en résidence privée autofinancée relevant de l'Association des Résidences et Chsld Privés du Québec (ARCPQ). Cette formation est sous la responsabilité de Madame Céline Germain, chargée de projet et de la Commission scolaire des Navigateurs (services aux entreprises) qui s'est associée avec de nombreuses Commissions scolaires au Québec dont la Commission scolaire des Grandes-Seigneuries pour laquelle nous travaillons. Nous allons donc participer à la mise à niveau des PAB de cette association dès le printemps 2006.

[38] Selon la carte des options du ministère de l'Éducation du Québec (MEQ) (2004), 43 Commissions scolaires offrent un diplôme d'études professionnelles (DEP) de 630 heures à des adultes de 16 ans et plus désirant développer les compétences inhérentes au métier de préposées aux bénéficiaires. Selon la Direction de la Planification et de la Recherche au Ministère de la Santé et des Services sociaux (Montérégie, 2004), il y aurait environ 1500 PAB annuellement qui obtiennent un DEP en Assistance aux personnes en établissement de santé. Soulignons que le MEQ annonce une pénurie de PAB dès 2010 (colloque du 27 octobre 2004 sur la coordination des stages en Montérégie).

24

« Some nursing assistants have taken a formal nursing assistant course in a community college or in a vocational program in high school. Others may have taken a course through education department of a health care facility. Some nursing assistants have received on-the-job training instead of taking a formal course (Sorrentino, 1987 ».

Si bien que la situation demeure sensiblement la même depuis les 30 dernières années, à savoir que peu de PAB ont une formation académique très variée incluant une formation professionnelle reconnue par le Ministère de l'Éducation (MEQ). Pourtant, une formation plus poussée axée sur l'approfondissement de la connaissance des éléments impliqués dans le maintien de l'autonomie, incluant des notions sur l'autonomie psychologique, pourrait contribuer à rendre les attitudes des futures PAB plus positives à l'égard de l'autonomie des personnes âgées (Dubé, Gagnon et St-Pierre, 2003). La préposée est, au sein de l'équipe, la personne la plus en contact avec les bénéficiaires et elle doit voir à la sécurité de la personne âgée, à l'animation sur les unités et à la communication relationnelle lors du soin et des autres tâches à effectuer (Stoïber et Bouillerce, 2000). Chose certaine, les tâches des PAB sont variées, délicates, exigeantes et parfois ingrates pour un salaire fixe allant de 14,55 $/heure à un maximum de 15 89 $/heure en CHSLD. Notons que leur salaire est entre 7,50 $ et 12 $/heure (selon la convention locale) si elles oeuvrent dans le secteur privé autofinancé[39].

1.2.1   Les tâches effectuées par le personnel PAB en CHSLD

Non seulement les PAB en CHSLD sont très visibles et assez nombreuses par rapport à d'autres titres d'emploi mais le caractère intime des soins qu'elles dispensent mérite une attention particulière. Sous la responsabilité de l'infirmière, la PAB voit au confort et aux besoins de la clientèle. Elle dispense des soins de base (bains, toilettes partielles et complètes au lit, au bain ou au lavabo) dans un souci de respect du temps alloué (Pietraszkiewic, 1996; MEQ, 1994). Le métier de PAB est complexe car il exige de l'aplomb, de la rigueur et un grand sens de l'organisation pour effectuer les tâches et les techniques appropriées. S'inspirant d'un plan de travail, les PAB répondent aux cloches d'appel, effectuent des tournées de change, préparent les résidents pour les repas, aident à l'alimentation, à l'hydratation et s'assurent que les résidents aient mangé dans le temps alloué qui se veut entre 30 et 45 minutes.

---

[39] Nous entendons par le secteur privé auto- financé, l'hébergement d'adultes et d'aînés dans des résidences appartenant à un(e) propriétaire ou à un groupe de propriétaires qui finance les coûts d'opération principalement

De plus, les PAB commandent les collations qu'elles distribuent sur les unités de soins, elles préparent et rangent les chariots de linge et de collations, elles assistent aux réunions d'équipe interdisciplinaires[40], elles effectuent les transferts et mobilisations sécuritaires à l'aide des principes de déplacements sécuritaires des bénéficiaires (PDBS) et elles accompagnent des bénéficiaires au centre de jour et/ou aux loisirs. Elles effectuent les soins de la peau, l'entretien des cheveux, de la barbe, des ongles et des pieds en appliquant des mesures universelles d'hygiène et d'asepsie. Elles installent les bénéficiaires pour les siestes ou au coucher, elles inscrivent l'état des selles sur une feuille prévue à cet effet. Elles positionnent ou repositionnent les résidents en plus de vider les sacs de drainage.[41]

Finalement, elles préparent certains résidents pour des activités, elles les divertissent et en font marcher d'autres selon les consignes des professionnelles[42]. Ces tâches spécifiques sont idéalement effectuées dans le souci du soutien physique et moral en respectant les profils de santé des bénéficiaires, de leurs caractéristiques propres et de leurs préférences. Toutefois, le contexte de travail et le manque actuel de ressources dans le réseau des CHSLD créent un alourdissement de la tâche et ils ont un impact sur les attitudes face aux personnes âgées (Sorrentino, 1987; Hesbeen, 2000). Pour effectuer adéquatement leurs tâches et pour remplir leur fonction, les PAB doivent posséder des qualités et des attitudes profondément humaines telles la patience, la disponibilité, le courage, la tolérance et la faculté d'adaptation.

Les PAB connaissent des situations extrêmes et stressantes, telles l'agressivité des bénéficiaires et le mourir. Elles doivent avoir pour moteur l'attitude empathique. La tâche peut sembler écrasante et éprouvante pour la PAB dont la formation a une forte coloration

---

à partir des sommes perçues des bénéficiaires. Le loyer des bénéficiaires peut varier de 1 500 $ à plus de 5 000 $ par mois. Certains services sont inclus dans le loyer, d'autres sont à la carte.

[40] Nous avons constaté, lors de notre fréquente présence en CHSLD, que plusieurs d'entre eux ont aboli les réunions d'équipe au poste infirmier afin que les PAB aillent plus rapidement offrir les soins aux bénéficiaires. Nous estimons que cet état de fait peut s'avérer nuisible pour les PAB qui sont privées d'informations parfois essentielles pouvant ainsi leur nuire dans la dispensation des soins. De plus, selon le projet de loi 120, devenu en 1991 la LSSSS, les infirmières ne sont pas tenues de donner des informations sur le diagnostic médical des bénéficiaires. Il y a lieu de se questionner sur les impacts de cette Loi sur les pratiques des PAB car si ces personnes sont en contact avec des bénéficiaires ayant une démence frontale, elle doit le savoir, compte tenu des risques d'agressivité que cette affectation neurologique peut entraîner.

[41] Les tâches énumérées sont les mêmes à travers le réseau des CHSLD publics (source : Centre Rouville de Marieville, 2001; MEQ, 1990; MEQ, 1994; Classification canadienne descriptive des professions (CCDP) aide-infirmière 3135-110). Dans plusieurs résidences privées, les PAB peuvent effectuer des injections de médicaments, prendre la pression artérielle ou encore faire la préparation de repas et l'entretien domestique des résidents qui en font la demande (source : Association des résidences privées du Québec, 2000; loi 90)

26

technique Hesbeen (2000). La PAB invoquera la surcharge, la frustration, la fatigue et le manque de temps en fuyant parfois inconsciemment la dimension proprement humaine et relationnelle, la plus belle de son travail. Malgré le tour de force de travailler en CHSLD et peu importe la profondeur de sa formation, elle doit rendre un service à une personne vulnérable et en besoin. Elle se doit d'agir selon les règles de l'art (Poulin, Bleau et Gineste, 2004). Les règles de l'art peuvent s'interpréter comme étant ce qui est relié aux attitudes et aux comportements face à la personne hébergée en CHSLD.

1.2.2   Les attitudes et les comportements face aux personnes âgées en CHSLD

La vie en CHSLD est beaucoup tissée de relations qui se créent entre les résidents et le personnel (Joly, 2004). Par conséquent, la diversité des clientèles admises en CHSLD nécessite de la part du personnel intervenant, une prestation de soins et de services souples, une adaptation constante aux particularités des bénéficiaires. Pour effectuer de bonnes relations lors de la dispensation des soins de base, des connaissances géronto-gériatriques[43] sont souhaitables (AHQ, 1993; MSSS, 2003). Prendre soin d'une personne âgée peut apporter une certaine source de frustration si les intervenants sont poussés à la limite de leurs capacités physiques et émotionnelles . Il faut tendre vers le développement d'attitudes visant l'individualisation et l'unicité des bénéficiaires voire leur re-personnalisation en opposition aux attitudes «institutionnalisantes» où la personne âgée devient un objet plutôt qu'un sujet. Le concept d'attitude relève de la psychologie sociale. Il s'agit d'une disposition à réagir de telle ou telle façon face à une situation déterminée.

L'intervention des PAB en CHSLD devrait se traduire, même si cela est discutable, par des attitudes adéquates et une approche par compétence[44], qui soit globale, adaptée, positive, personnalisée, participative et interdisciplinaire tout en étant centrée sur le potentiel résiduel,

---

[42] Ces tâches sont effectuées tant dans le réseau d'hébergement privé que public (source : Centre Montarville, 2003). Les PAB n'ont pas d'Ordre ou de corporation professionnelle, elles sont des non-professionnelles.
[43] La notion de gérontotologie fait référence à la connaissance des processus entourant la sénescence, la méridescence et le vieillissement biopsychosocial, sexuel et spirituel. La gériatrie se spécifie dans l'étude des états, des maladies et des pathologies telles l'Alzheimer, le Parkinson et la confusion mentale retrouvées,entre autres, chez des personnes âgées.
[44] Certains modèles définissent l'ensemble des compétences personnelles, professionnelles et techniques nécessaires à l'exercice d'une fonction ou d'un poste. Cette approche n'exclut pas la possibilité d'identifier, parmi l'ensemble des compétences, les compétences-clés. La recherche démontre que nous ne sommes pas de très bons observateurs de nos propres compétences, elle démontre aussi que la performance est directement liée à la maîtrise de certaines compétences (Huntel,J.E.,Schmidt,F.L.Judiesch,M.K.(1990), Individual differences in output variability as a fonction of a job complexity, Journal of Applied Psychology.

les forces et la capacité de la clientèle à vivre et à s'ajuster aux événements de la vie quotidienne (Manoukian, 1997 cité par le MSSS, 2003)[45]. Si l'attitude peut être définie comme une disposition de l'esprit orientant l'intention d'une personne, le comportement est l'expression concrète d'une action ou d'une réaction dans une situation donnée. Le comportement de nombreux soignants est influencé par un environnement de travail où se vivent des moments de pressions internes intenses qui les font réagir autrement que ce à quoi les pousserait normalement leur attitude (Jacquerye, 1999; Hesbeen, 2000). La qualité du soin sera donc fortement marquée par l'environnement de travail et par l'attitude et le comportement du soignant en plus de ses compétences théoriques et pratiques (Hesbeen, 2000). La subjectivité dans les attitudes adéquates des soignants compte tenu que ce qui est perçu comme une très bonne attitude relationnelle par certains soignants peut être perçu comme infantilisant et méprisant par d'autres soignants selon leur conception du «caring» et de l'approche souhaitable. Par conséquent, il apparaît important que le personnel se permette un temps d'arrêt pour la réflexion sur ses attitudes individuelles et collectives afin de les nommer et de les réajuster au besoin ou tout au moins de les remettre en question et en discuter en réunion d'équipe interdisciplinaire.

Être soignant relève fondamentalement d'un dévouement et d'une intention profondément et généreusement humaine, concrétisée par le souci du respect d'autrui et par des attitudes pour tenter de venir en aide à une personne ou à un groupe de personnes données (Bernard, 1984 cité par Hesbeen, 2000). Une étude sur la formation des PAB (Dubé, Gagnon et St-Pierre, 2003) démontre plusieurs PAB n'ayant pas de formation significative sont plus à risque de développer des attitudes négatives qui se traduisent par des comportements d'évitement, tels que consacrer le moins de temps possible à la personne, porter attention strictement aux besoins physiologiques, poser des gestes de violence, de surprotection et/ou d'infantilisation. À tel point que, selon l'étude de Dubé, Gagnon et St-Pierre (2003), la synthèse des études antérieures permet de soutenir l'hypothèse que les élèves ayant obtenu le DEP de 630 heures auront possiblement des attitudes plus positives face aux personnes vivant une perte d'autonomie compte tenu de la réflexion à laquelle elles auront été exposées.

La formation aurait donc une influence importante sur le développement de meilleures attitudes et relations interpersonnelles chez les PAB. Il y a lieu de se questionner sur le

---

[45] L'approche par compétence. Extraits adaptés du «*Guide à l'intention des conseils d'administration et des directions générales*» élaboré pour la Régie régionale de Montréal-Centre, octobre 2000 (Février 2001).

28

nombre de PAB bien formées en 630 heures qui ont tout de même des attitudes négatives envers les aînés. L'apprentissage des attitudes est principalement affective et émotionnelle et s'effectue en fonction de l'expérience, du traitement cognitif de l'information et de l'apprentissage comportemental par contacts successifs. L'apprentissage d'une attitude se fait par conditionnement classique, c'est-à-dire en associant des stimuli sociaux neutres à des stimuli ayant acquis une valeur émotionnelle. Les attitudes positives envers un groupe de personnes âgées peuvent être acquises en associant les personnes âgées à des stimuli faisant appel à une valeur émotionnelle positive comme leur sagesse, leur expérience ou leur désir de vivre. Cette réponse entraînera des comportements positifs (Berger et Mailloux-Poirier, 1989; Morissette et Gingras, 1989 cité par Dubé, Ganon et St-Pierre (2003)). Il faudrait que les PAB puissent faire abstraction de leur contexte de travail rigide et maintenir des attitudes positives en tout temps. Cela nous apparaît être un tour de force.

De l'avis de Beaulieu (1996), l'attitude du soignant a une signification sensible : elle procure un sentiment de reconnaissance, d'affection, qui stimule et encourage la personne face à des problèmes. Les attitudes des soignants sont influencées par des valeurs morales et des références personnelles et sociales parfois teintées d'âgisme[46] et acquises lors de leur éducation (Beaulieu, 1996). Les attitudes des intervenants sont à la fois imprégnées de la culture organisationnelle, de l'environnement socio-culturel de leur milieu et de leur propre perception. Les intervenants ne sont pas des acteurs neutres dans la dispensation de services et ils demeurent une source potentielle d'abus et de comportements de pouvoir[47] allant à l'encontre d'une éthique de la dignité face aux personnes âgées.

Le soignant doit maintenir la communication, utiliser le toucher-massage[48], capter délicatement l'attention de la personne âgée, employer des phrases courtes, un ton calme sans gronder, moraliser ou contrôler le bénéficiaire (Beaulieu, 1996).

---

[46] L'âgisme est un néologisme qui désigne les stéréotypes, les préjugés, les généralisations abusives et l'attitude négative envers les aînés. (Butler, 1969; Bengston, 1973; Levin et Levin, 1980; Zay, 1981; cité par Mishara et Reidel, 1984).
[47] Ces propos proviennent du Conseil consultatif des aînés et aînées de l'Est-du-Québec (1997). «Les préjugés et stéréotypes à l'endroit des aînés». Rimouski.
[48] 85% des soins infirmiers nécessitent le recours au toucher. Le toucher est omniprésent dans les soins, il met en relation deux êtres et devient un soin à part entière. Il communique de la chaleur humaine dans le respect de la pudeur et il contribue à entretenir un lien relationnel et vient enrichir les pratiques et nourrir le

«Consideration, cheerfulness, empathy, trustworthiness, respectfulness and courtesy are the qualities and caracteristics necessary to function effectively» (Sorrentino,1987).

Tout ceci ne sont-ils que des voeux pieux ? Un grand nombre de PAB, que nous avons croisées depuis 25 ans, répondent très bien à ces caractéristiques et à ces attitudes positives envers les personnes âgées. Pourtant, il apparaît plus facile de tout faire pour la personne que de stimuler son potentiel dit résiduel (Hill, Honeyman, Parker et al., 1992).

L'ignorance des besoins des aînés, autres que les besoins physiques, une perception généralisée de la vieillesse basée sur la maladie, plutôt que sur la croissance, l'emphase sur l'administratif plutôt que sur les droits des bénéficiaires (Brami, 1995) et le peu de formation sur les aspects psychologiques, sociaux et affectifs du vieillissement entraîne la surprotection des résidents ou leur abandon. La méconnaissance du processus du vieillissement de la part des intervenants contribue à maintenir certaines attitudes qui vont à l'encontre du respect de la personne et qui marginalisent les personnes âgées. «L'humanisation des services passe nécessairement par des changements d'attitudes et de comportements à ce niveau»[49]. Rares sont les organisations vouées à l'hébergement en milieux de vie substituts qui se sont dotées d'un modèle et d'une philosophie d'intervention adaptés aux besoins de leurs bénéficiaires (Conseil des aînés, 2000).

Un savoir géronto-gériatrique, un savoir-faire technique et un savoir être (jugement, honnêteté, chaleur, générosité, sensibilité, tact, diplomatie, humour, courtoisie, compassion, simplicité, subtilité, créativité, tolérance, flexibilité, bienveillance, intérêt, souplesse, chaleur, patience, douceur, etc) sont essentiels aux acteurs cliniques en CHSLD dont les PAB (Pietraszkiewic, 1996; Fédération québécoise des CHSLD, 1995; RRSSSM, 1998; Gatto, 2001; Roberge; Gouvernement du Québec 2003). Le personnel doit développer les habiletés nécessaires pour travailler auprès de cette clientèle...et prodiguer des soins d'hygiène corporelle adéquats (Roberge, Ducharme, Lebel et al, 2002). Les attitudes et l'approche

---

questionnement sur les attitudes, les peurs et les blocages. (Dossier la bientraitance dans *Soins gérontologie* No. 38, décembre 2002).
[49] «*Un nouvel âge à partager*» 1985, p. 52. Une étude sur les attitudes infirmières envers les personnes âgées dénote que la formation a un effet bénéfique sur les attitudes des étudiantes en milieu de soins (Baril, 1993).

d'intervention utilisée influencent la qualité de vie des résidents des CHSLD qui ont droit à un accès égal à la santé et au bien-être (Pineault, 1999).

Selon Bravo, Charpentier, Dubois et al.(1997), une formation de base adéquate ne suffit pas : une expérience d'intervention auprès des personnes âgées , acquise en cours d'emploi, constitue un atout supplémentaire à la prestation de soins de qualité car la dépendance des bénéficiaires implique une certaine relation d'aide et une pourvoyance. Si elle existe à travers les pratiques de soins et d'assistance qui l'ont instituée, elle ne saurait toutefois se limiter à la seule dimension physique (Charpentier, 2002). Le fait de dépendre des autres pour ce qui est de ses soins personnels peut créer une relation parent-enfant entre le résident et le soignant et c'est particulièrement vrai pour les établissements qui manquent de personnel (Hill et Honeyman, 1992) rendant la clientèle à la merci du personnel en place.

1.3 La pertinence de la recherche

Notre recherche est pertinente car le personnel qui est le plus en contact avec les bénéficiaires demeure les PAB et par conséquent, ces personnes sont les mieux placées pour nous faire part de la réalité entourant les attitudes du personnel et la qualité des soins aux personnes âgées. Selon Mayer, Ouellet, St-Jacques et al.(2000), pour juger de l'intérêt et de la pertinence d'une question de recherche, il faut la mettre en relation avec les connaissances actuelles et faire ressortir comment elle se situe par rapport aux connaissances déjà disponibles ou comment elle peut répondre aux besoins des milieux de pratique. Il s'agit de faire ressortir en quoi il apparaît important d'apporter des réponses à cette question. Au niveau des PAB, les connaissances actuelles sont limitées et les CHSLD ont besoin de connaître l'opinion de leur personnel soignant afin d'en tenir compte dans la recherche de l'atteinte de leurs objectifs et de leur mission.

Considérant le sous-financement actuel des CHSLD, la formation de base inégale du personnel PAB, l'écart possible au niveau des attitudes et des comportements à l'endroit des personnes âgées, le climat de travail tendu sur certaines unités de vie et l'alourdissement de la clientèle, nous sommes en droit de vouloir questionner les PAB sur leur opinion de la qualité actuelle des soins offerts. De plus, la pertinence sociale de notre recherche découle d'un intérêt collectif et politique émergeant face aux pratiques de soins en CHSLD[50]. Soulignons notamment les nombreux travaux sur la qualité des soins, les rapports et les orientations ministérielles (MSSS, 1994; MSSS, 1999; MSSS, 2000; MSSS, 2003; MSSS, 2005). L'État semble en avoir déjà plein les bras avec certains CHSLD.

Depuis 10 ans, les nombreuses recherches sur la qualité, ses dimensions, son amélioration et son évaluation (AHQ, 1993; AHQ, 1997) sont des préoccupations pour les administrateurs, le MSSS et les 16 Agences de développement de réseaux locaux de services de santé et des services sociaux[51]. Par conséquent, il ne fait aucun doute que l'étude de la qualité des soins est très d'actualité et elle intéresse la communauté scientifique. Toutefois, sur la base de notre recension des écrits à l'aide des bases de données Ageline et Sociofile, très peu de recherches ont porté spécifiquement sur le travail des PAB. Notons que l'opinion des PAB n'a pas été recueillie à ce jour. À notre connaissance, seul le groupe Éthos de Rimouski dirigé par Fortin (1991), s'est intéressé au travail clinique des PAB. Nous souhaitons être en mesure d'enrichir les connaissances actuelles en récoltant les dires des PAB. Chevrier (1984) mentionne que l'absence totale ou partielle de connaissances concernant un élément du phénomène à l'étude est un motif pouvant justifier une recherche. On ne connaît pas la perception des PAB de la qualité actuelle des soins. À notre avis, cela démontre la pertinence de notre recherche et nous pousse à poser notre question de recherche

1.4   La question de recherche et les objectifs de la recherche

Tel que mentionné à la section 1.1, l'accès à l'hébergement public risque d'être de plus en plus difficile. Pourtant, dans la LSSSS (1991), la population du Québec a droit à l'accès à des soins et à des services de qualité dispensés par du personnel compétent au niveau des techniques de travail et des relations interpersonnelles.

---

[50] Le Journal de Montréal du samedi 18 février 2006 titrait à la page 14, l'article du journaliste Gilles Pilon « Charest et Couillard promettent d'agir» en référence aux histoires dites d'horreur au CHSLD L'assomption de Saint-Georges de Beauce voulant que des personnes âgées prenaient leur bain une fois par semaine dans l'eau ayant déjà servi à laver huit ou dix personnes. De plus en plus de manchettes sur la condition de vie en CHSLD font surface.
[51] L'agence de développement de réseaux locaux de services de santé et des services sociaux (ARDRLSSSS) remplace depuis 2004 les Régies régionales de Santé et des Services sociaux. Les agences ont, entre autres, le mandat de voir à la planification des ressources et à l'équité dans la distribution des enveloppes budgétaires au sein des instances locales. La Direction de la planification des ressources doit rendre des comptes au MSSS et faire des recommandations à ce dernier en rapport aux ressources humaines nécessaires pour aider les CHSLD à remplir leur mission. Il y a 16 ARDRLSSSS au Québec même s'il y a 18 régions administratives.

Quelle est l'opinion des PAB sur la qualité des soins offerts aux personnes âgées en CHSLD ? Compte tenu de la vision humaniste du travail des PAB en CHSLD, la qualité de la relation interpersonnelle prend une grande importance dans la globalité des soins. La communauté scientifique connaît peu de choses concernant les PAB et encore moins leur opinion de la qualité des soins en CHSLD. L'idée de questionner les PAB vient surtout du fait que ces dernières sont les soignantes les plus souvent en contact avec les personnes âgées. De ce fait, la qualité de ces contacts avec les résidents s'inscrit dans une préoccupation sociale croissante et doit faire l'objet d'une préoccupation constante des milieux de pratique. Il apparaît important d'avoir une lecture claire de la réalité entourant la qualité des soins aux aînés tout en considérant les relations interpersonnelles des PAB qui sont constamment en contact avec les résidents.

Il n'est pas banal ni superflu de connaître l'opinion de personnes à qui l'on confie nos parents, nos amoureux, nos conjoints et nos concitoyens du grand âge. Rencontrer directement ces personnes, les regarder sans jugements ou préjugés défavorables en les questionnant est une quête de connaissances qui stimule la présente démarche. Questionner les PAB dans leur environnement de travail en CHSLD est un choix basé sur la volonté de conduire cette recherche dans le milieu même ou l'on doit viser l'impératif humaniste face aux relations interpersonnelles à développer. Beaucoup de mauvaise presse entoure le travail délicat des PAB. Prendre le temps de les rencontrer dans le cadre d'une entrevue de face à face apparaît être une marque de respect envers ceux à qui on ne donne presque jamais le droit de parole et qui ne sont jamais sous les réflecteurs afin d'offrir leur opinion de la qualité actuelle des soins. La présente question de recherche offre aux PAB une tribune à la prise de parole qui saura, nous le souhaitons, éclaircir la réalité de la qualité des soins et apporter des nuances possibles au discours de l'État sur la qualité des soins.

Comment s'actualise la dimension relationnelle de leur travail auprès des bénéficiaires dans une réalité de travail où, selon le Conseil des aînés (2003), les compressions budgétaires ont affecté à la baisse le nombre d'acteurs cliniques en place, l'organisation du travail et le climat de travail en CHSLD ? L'objectif de la présente recherche est de développer des connaissances nouvelles sur la qualité des soins et l'aspect relationnel de ces soins dispensés en CHSLD tel que perçu par des PAB. De plus, nous voulons saisir les facteurs organisationnels, relationnels et individuels affectant la qualité des soins de même que les indicateurs qui influencent la qualité d'un soin selon les dires des PAB.

En conclusion, nous estimons que la situation financière et organisationnelle des CHSLD démontre la difficulté de mettre en œuvre la mission des CHSLD et la promotion de valeurs telles le respect et la dignité des bénéficiaires dans un milieu de vie agréable. Le profil de santé, la vulnérabilité et la réduction de plusieurs capacités de nombreuses personnes âgées rendent les tâches des PAB plus ardues et difficiles. Notre question de recherche se pose au moment où la qualité des soins peut être compromise par des attitudes et des comportements inadéquats des PAB qui semblent travailler dans un milieu en crise d'identité, à l'aube d'un géronto-boom qui intéresse la communauté scientifique. Nous envisageons de diffuser les résultats de cette recherche, sous forme de résumé, auprès de nombreux CHSLD et, si possible, dans quelques revues scientifiques. Un courriel sera acheminé à chaque direction générale de chaque CHSLD du Québec afin qu'elle puisse effectuer la lecture du présent mémoire et possiblement de s'en inspirer dans sa réflexion.

CHAPITRE II : LE CADRE D'ANALYSE UTILISÉ POUR LA RECHERCHE

Ce chapitre veut faire état de la perspective fonctionnaliste comme fondement théorique de l'objet d'étude. Cette perspective explique bien la fonction et l'obligation de la société et de ses institutions (organismes), et par conséquent celle des CHSLD et de son personnel, de tendre vers la dispensation des soins de meilleure qualité dans le contexte actuel de l'hébergement pour les personnes âgées. De plus, l'angle de l'éthique professionnelle sera adopté pour saisir les approches normées et les attitudes souhaitables envers les personnes âgées en CHSLD. Finalement, le concept de qualité des soins sera présenté ainsi que ses dimensions et ses indicateurs en CHSLD.

2.1   La perspective fonctionnaliste en lien avec les soins offerts en CHSLD

Le fonctionnalisme a été, pendant longtemps, le modèle dominant dans la sociologie américaine. La perspective fonctionnaliste désigne une manière d'analyser l'agencement des faits sociaux dans la «machine sociale» qui régit les organismes sociaux. Le mot fonctionnalisme a fait son apparition dans les années 1930. Il a été employé d'abord par des anthropologues et des ethnologues comme Manilowski et Radcliffe-Brown[52]. Une approche fonctionnaliste de la société ou de la personne consiste dans l'identification des conditions qui doivent être remplies pour que le système social survive et demeure en équilibre. L'approche fonctionnaliste vise à expliquer l'existence d'éléments de la réalité sociale en mettant en évidence la fonction ou les fonctions sociales qu'ils remplissent (Boudon et Bourricaud, 1982; Coenen-Hunter, 1984). Selon l'approche fonctionnaliste, un problème social survient lorsque l'équilibre, la cohérence interne et l'ordre social est menacé par des comportements déviants et anormaux (hors des normes), des croyances ou des activités d'un groupe en particulier. Ces comportements doivent s'écarter des valeurs et des sentiments collectifs partagés par les membres de la société (Dorvil et Mayer, 2001). Sans croire que l'ordre social est menacé par des écarts au niveau des attitudes et des comportements des

---

[52] Le fonctionnalisme contribuera à alimenter une conception de la société qui en souligne non seulement le caractère systémique, mais encore l'harmonie, où les conflits sont traités comme d'innocentes tensions, où les tensions elles-mêmes sont présentées comme une simple préparation à un ordre de plus en plus compréhensible et satisfaisant. Combiné à d'autres influences, et notamment à celle de Durkheim, dont l'autorité était revendiquée par Radcliffe-Brown (1952), mais récusée par Manilowski (1944), le fonctionnalisme constitue l'étiquette généralement admise sous laquelle sont désignés les premiers travaux de Talcott Parsons (1961) , puis ceux de Robert Merton (1949). Tiré de Boudon et Bourricaud (1982). *Dictionnaire critique de la sociologie*, Paris : Presses Universitaire de France.

PAB en regard à la qualité des soins, il faut éviter de se contenter d'un niveau de réponse minimale (entre 68,32% et 70 %) aux besoins globaux des aînés et de plus ou moins compromettre la qualité de vie de ces derniers. Minvielle et al. (1994) cité par Jacquerye (1999) avance qu'il faille établir une valeur de référence face aux attitudes et aux comportements souhaitables du personnel en CHSLD. Même si il était préférable de voir une approche normative des soins et des relations interpersonnelles des PAB à l'endroit des personnes âgées, il faut savoir qu'il est utopique de croire pouvoir imposer une valeur de référence aux PAB et de penser qu'il suffit d'établir des valeurs face aux attitudes pour que les PAB y adhèrent. Le personnel connaît-il le taux réel de réponse aux besoins des clientèles hébergées ? Le personnel connaît-il la perspective fonctionnaliste et son lien avec la qualité des soins et des services en CHSLD ? La question de l'ordre normatif et de l'obéissance aux normes, de la fonction au travail des PAB et de fonction sociale des CHSLD n'est pas partie intégrante des discussions entre le personnel en CHSLD. Nous pouvons nous questionner sur l'intérêt du personnel face à ce cadre d'analyse.

Toutefois, dans une perspective fonctionnaliste, aucun système social vaste et complexe ne saurait durer sans que l'obéissance à de grands secteurs de son ordre normatif soit contraignante, c'est-à-dire sans que des sanctions par rapport à la situation accompagnent la non-obéissance aux normes et à la fonction (Parsons, 1973; Parsons, 1982 ; Dutrénit, 1993). Selon Dorvil et Mayer (2001), les fonctionnalistes reconnaissent que les problèmes sociaux présentent un aspect objectif (la situation problème) et un aspect subjectif (les représentations sociales des membres de la société). Comme le souligne Parsons (1982), on peut analyser la structure des systèmes sociaux sous l'angle des quatre types de composantes qui varient de façon indépendante : les valeurs, les normes, les collectivités et les rôles[53]. Quelle est la réelle fonction des PAB et selon quelles normes et valeurs les personnes âgées doivent-elles être approchées et soignées en CHSLD ? La réponse repose tant au niveau de la représentation sociale des citoyens que d'un accord sociétal relatif face à l'approche souhaitable du personnel à l'endroit des personnes âgées. Nous adhérons à l'idée qu'il faille établir des normes et des règles de conduite lors de la dispensation des soins pour que ces derniers soient de qualité dans un contexte de travail facilitateur, balisé et adéquat. Toutefois, nous sommes d'accord avec Bourricaud (1982) et Coenen-Hunter (1989) qui avancent **qu'il faut se méfier**

---

[53] Voir Talcott Parsons, «General Theory in Sociology» in R.K.Merton.L.Broom and L.S.Cottrell, eds., *Sociology today,* New York, Basic Books, 1959, et Harper 1973.

des tendances hyperfonctionnalistes qui tendent à faire de l'individu l'esclave de la norme qui se doit d'ailleurs de ne pas être statique.

L'existence d'une norme explicitement formulée est sous-considérée comme l'indice d'un large consensus social. Ce consensus social est basé sur la perception sociale des personnes âgées, vulnérables et dépendantes. Par contre, le fait qu'une norme formelle, telle le respect d'autrui, des personnes vulnérables et des personnes âgées soit universellement reconnue ne signifie pas que cette norme soit interprétée par tous de la même façon. Les humains ne collent pas tous aux rôles-actions et aux fonctions qui leur sont enseignés voir imposés (Coenen-Hunter, 1984). D'ailleurs, l'imposition des normes, des valeurs et des pratiques de travail peut générer du sabotage et de la résistance face aux exigences demandées. La réaction du personnel PAB face aux rôles-actions qui leur sont demandés, peut se traduire par une baisse de régime ou par une attitude d'indifférence ou de confrontation avec leur supérieur immédiat.

Puisque la société mousse des valeurs centrales et dominantes (respect, dignité, courtoisie) pour maintenir l'ordre social, elle attribue et impose des rôles et des contraintes. La société a des attentes face à ses institutions (famille, école, église) qui deviennent des *agents socialisateurs* et qui enseignent la fonction de citoyenneté et le comment se comporter en société. La société s'attend à ce que les citoyens aient des buts individuels et collectifs et qu'ils remplissent leurs fonctions respectives telles qu'inculquées avec pression par les institutions sociales qui se basent sur le conditionnement opérant. Ceci n'est pas sans rappeler les travaux de Skinner (1954) concernant le conditionnement opérant[54] qui oriente les comportements souhaités et les habitudes conditionnées. Les processus de socialisation et de conformisme visent à nous rendre des citoyens fonctionnels et conditionnés afin de répondre aux normes et aux valeurs sociales dominantes. La socialisation aux normes dominantes (dignité, politesse, respect, bienséance, etc) se fait très tôt par l'entremise de la famille-

---

[54] Dans la foulée des travaux de Pavlov et de Watson (père du béhaviorisme), Skinner introduit la notion de conditionnement opérant pour expliquer que le comportement humain et les habitudes peuvent être appris et conditionnés par récompenses ou punitions. Un bon comportement amène une récompense et un mauvais comportement introduit une punition, une conséquence, un renforcement négatif. L'approche béhavioriste est encore fortement utilisé par les parents tant ce qu'il est convenu d'appeler l'éducation et le développement personnel et social. Les cognitivo-béhavioristes misent sur le traitement cognitif que l'on fait d'un stimuli (bruit, personne malade, image, etc) pour expliquer le comportement (réponse conditionnée) que nous avons face à ce stimuli. Les personnes âgées, les collègues de travail et la tâche des PAB sont des stimuli.

institution qui permet l'apprentissage, l'assimilation et l'adhésion plus ou moins complète à ces normes. Nos actes quotidiens sont la plupart du temps prédéfinis consciemment ou inconsciemment par nos déterminismes culturels et nos comportements fonctionnalistes.

Il peut y avoir une opposition entre les normes dominantes socialement admises et les valeurs individuelles de certaines PAB qui n'adhèrent pas aux normes dominantes compte tenu de leur éducation, de leur personnalité ou de leur perception des personnes âgées. Même s'ils sont des acteurs sociaux dans un système social qui inclut les organismes CHSLD, les PAB peuvent être hors normes, c'est-à-dire agir à l'encontre des valeurs dominantes et exercer leur marge de liberté par leurs attitudes et comportements envers les personnes âgées vulnérables. Mentionnons que ces attitudes dites hors normes (ex : brusqueries, négligence et irrespect de l'intimité, indifférence, manipulation) peuvent être attribuables à un contexte de travail difficile (la variable instrumentale) et/ou à la personnalité des PAB (la variable intrinsèque).

Dans certaines situations, des contraintes financières, architecturales, humaines et/ou organisationnelles affectent la pratique de soin et l'approche douce des acteurs et les pratiques normatives peuvent paraître loin de la réalité clinique et de la fonction première (Webster, 2001). Certaines situations issues des limites organisationnelles et structurelles, oblige à la prudence afin de ne pas jeter tout le blâme sur le personnel PAB pour leur rapidité d'exécution, conséquence d'une programmation très serrée et un effectif réduit.

Par contre, le fonctionnement adéquat des institutions n'est possible que dans la mesure où chaque individu peut adopter les attitudes positives des autres individus et orienter son comportement en conséquence. Cela explique le fonctionnement adéquat et le bon comportement de plusieurs PAB sur les unités de soins en CHSLD. La volonté de respecter la norme préconisée au travail reste dans notre civilisation un moteur culturel : il est donc utile de donner la priorité aux critères qui découlent d'une obligation législative ou réglementaire que le personnel doit respecter (Ducalet et Laforcade, 2002) afin de respecter l'ordre établi. Cependant, les règles institutionnalisées concernant les attitudes et les comportements souhaitables ne sont efficaces que si elles sont intériorisées dans la conscience des acteurs. Toutefois, il est primordial de souligner que les institutions CHSLD sont soumises au contrôle de l'État et que l'État a des responsabilités et des obligations envers l'ensemble des citoyens afin de promouvoir l'ordre et l'équilibre par une certaine surveillance sociale. Il y a ici un écart plus ou moins grand entre la fonction de l'État et l'actualisation de cette fonction en CHSLD. L'État ferme partiellement les yeux sur certaines pratiques en CHSLD sauf en situation de délation ou de médiatisation de certaines pratiques douteuses face auxquelles il se sent obligé de réagir[55]. Cependant, des efforts se font actuellement pour évaluer la qualité des pratiques et apporter les correctifs nécessaires[56].

En conclusion, les CHSLD du Québec sont des institutions sociales qui relèvent de l'État. Ils ont une fonction sociale à remplir définie par la Loi sur les services de santé et les services sociaux (LSSSS) et en vertu de celle-ci. Cette fonction, comme nous l'avons exposé à la section 1.1.2, est d'offrir des soins et services de qualité à une population hébergée souvent démunie et lourdement. Les personnes âgées ont droit aux services de santé et aux services sociaux. Les CHSLD doivent établir des normes de qualité et un code de valeurs visant la bienfaisance et la bienveillance du personnel envers les personnes âgées vulnérables et dépendantes. Ils doivent une reddition de compte à leur Agence de développement des réseaux locaux de services de santé et des services sociaux (ADRLSSSS). Même s'il existe une morale institutionnelle et une norme transcendante face à la qualité des soins chez le personnel, les CHSLD n'ont malheureusement pas toutes les conditions matérielles, humaines et organisationnelles pour remplir totalement leur fonction. Des situations ou des comportements du personnel sont jugés inacceptables peuvent être dus à l'action de certains individus qui en seront tenus pour responsables mais le diagnostic sociologique montrera néanmoins que le comportement de ceux-ci obéit à une logique institutionnelle qui contribue à le modeler (Coenen-Hunter, 1984). Cette logique institutionnelle est à considérer avant de pointer du doigt l'ensemble du personnel.

Quant au personnel PAB, leur fonction de base est la dispensation des soins et des services de façon courtoise, respectant l'intimité, le rythme, la dignité, l'intégrité des bénéficiaires

---

[55] Nous pensons ici aux visites d'appréciation de la qualité des services (MSSS, 2004) qui ont suivi une médiatisation de certaines pratiques douteuses à l'Hôpital St-Charles-Borromée et au CHSLD Le Vaisseau d'Or. Depuis quelques années, plusieurs CHSLD font les manchettes des journaux à cause de la maltraitance dont ils sont coupables. La fonction des CHSLD apparaît compromise et ternie par des pratiques douteuses.

[56] Nous faisons référence aux visites d'appréciation de la qualité des soins (MSSS2004) par des équipes provenant du Ministère de la Santé et des services sociaux. Ces visites ont permis d'identifier les principales difficultés et de recueillir des recommandations afin d'améliorer la qualité des soins et des services offerts aux résidents. Le ministre Couillard a fait savoir en 2005 que chaque CHSLD serait visité d'ici quelques années.

(MSSS, 1999; MSSS, 2001; MSSS, 2003) et les règles de l'art selon les normes de pratiques en vigueur au CHSLD. S'il est permis de se questionner sur la fonction des CHSLD, il est permis de le faire face aux responsabilités individuelles et aux obligations éthiques des PAB en regard de leur fonction et de leur imputabilité. Il est normal que les PAB soient responsables de leurs attitudes au travail lors des relations interpersonnelles avec les résidents. Il faut qu'elles reçoivent les félicitations d'usage quand leurs attitudes respectent l'éthique de travail et le code d'éthique de l'établissement.

Par contre, elles doivent connaître la conséquence et parfois la mesure disciplinaire en vigueur si leurs attitudes vont à l'encontre de l'éthique de travail. Chaque manquement à l'éthique de travail doit faire l'objet d'une analyse et d'une mise en contexte. Certes, il est préférable de mousser les bonnes attitudes au travail que de favoriser la mesure punitive. Nous trouvons très à propos de nous attarder sur l'angle éthique dans notre cadre d'analyse. Selon nous, la qualité des interventions est sous la loupe fonctionnaliste et doit être dictée par des normes sociales standardisées de même que par une morale institutionnalisée au niveau des pratiques de soins.

Les restrictions budgétaires, la lourdeur des clientèles et l'actuel contexte de travail ont pour conséquence l'alourdissement des tâches qui entraîne l'introduction admise de solutions pratiques comme nourrir à la chaîne sans réelle empathie. Ceci pose un questionnement moral, voire éthique qui interpelle le personnel, les administrateurs l'État et la société tout entière (St-Amour et Sasseville, 2002). Comment le personnel peut-il demeurer à l'intérieur des paramètres d'un code d'éthique dans un réseau ou le contexte de travail amène une telle rapidité d'exécution que certaines PAB s'épuisent alors que d'autres sont performantes ? En plus de l'existence connue du personnel, des cadres et d'une partie de la population d'un contexte de travail aride en CHSLD, ces derniers ont la double fonction de s'assurer que leur personnel connaît et respecte le code d'éthique de l'établissement. Le défi est de taille pour chacun des CHSLD public et privé conventionné.

2.2   L'éthique professionnelle et le code d'éthique en CHSLD

L'article 233 de la LSSSS (1991) stipule que le code d'éthique d'un établissement doit indiquer les droits des usagers, les pratiques et les conduites attendues de l'ensemble du personnel et des autres acteurs à l'endroit des usagers. De plus, le législateur québécois impose, dans la loi 120 (1992) portant sur la réforme des services de santé et des services sociaux, la création et la diffusion de codes d'éthique à toutes les institutions de service (Legault, 1996). Certains CHSLD se bornent à tracer les grandes lignes des comportements éthiques[57], d'autres offrent du support au personnel et les consultent pour bonifier le code d'éthique[58] (Racine, 1997). Selon Fortin (1999), les normes de pratiques des soignants, même s'ils ont leurs limites, sont des outils indispensables non seulement à la régulation de la pratique, mais aussi, surtout peut-être, à la protection du public. Le respect de la dignité , de l'intimité, des capacités résiduelles et de l'équité dans les soins face à toutes les clientèles si variées soient-elles, doit être inclus dans le code d'éthique. Encore faut-il que la conception et la rédaction d'un tel document procèdent d'une réflexion partagée et non uniquement de quelques déclarations d'intention d'un conseil d'administration en quête de valeurs morales (Ducalet et Laforcade, 2002). L'adhésion à des valeurs organisationnelles est plus propice si les acteurs ont l'impression d'avoir influencé la mise sur papier de ces valeurs. La réflexion éthique qui s'en suit a ses assises dans le sentiment de contrôle des valeurs véhiculées au travail. La réflexion sur l'éthique professionnelle ne doit pas avoir l'effet d'un simple emballage et devenir un banal argument ou une simple posture intellectuelle donnant bonne conscience. En 2006, certains codes d'éthique se veulent-ils des recueils de vœux pieux touchant des lignes directrices dans les relations humaines en plus d'être une codification de devoirs et de responsabilités dans une mentalité légaliste ? Il est à souhaiter que non pour que le personnel professionnel et non professionnel s'y reconnaisse et s'y retrouve au quotidien tout en devenant un agent de contamination positive des valeurs dominantes.

Mentionnons que les PAB ne sont pas des professionnelles au sens du Code des professions. Par conséquent, elles ne sont pas soumises à un code de déontologie et à des règles

---

[57] Par les grandes lignes des comportements éthiques, il faut comprendre que plusieurs CHSLD et CLSC ont crée un code d'éthique qui annonce leurs engagements face à la population desservies. Ces engagements sont larges (offrir du personnel compétent, offrir le service dans un délai raisonnable, etc). La création des Centres de santé et de services sociaux provenant de la fusion des CHSLD, des CH et des CLSC donne lieu à la création d'un code d'éthique encore plus large annonçant la mission du regroupement. Par contre, de nombreux CHSLD ont, en parallèle, un code d'éthique spécifique au personnel mais qui n'identifie pas les articles de loi qui sous-tendent les énoncés. Nous avons consulté plus de cinquante codes d'éthique de CHSLD depuis 1986 et nous avons constaté que les articles provenant des chartes canadiennes et québécoises des droits ainsi que de la Commission des droits de la personne sont très rarement citées.

[58] En 2005, le Centre de santé et de services sociaux de Gatineau a élaboré un code d'éthique à l'aide d'un comité éthique où l'on retrouvait à la fois de personnel cadre que du personnel clinique. Certains CHSLD semblent installer un processus de consultation auprès du personnel lors de l'exercice de rafraîchissement de leur code d'éthique. Cette stratégie de gestion favorise l'appartenance du personnel clinique (incluant des PAB) au code d'éthique compte tenu du sentiment d'avoir participé à sa construction.

déontologiques mais plutôt à une éthique de travail qui s'inscrit dans le code d'éthique local. Les PAB sont donc assujetties au code d'éthique de leur établissement. À cet effet, Legault (2000) propose un cadre de pratiques de soins de qualité relié aux mœurs, à l'éthique comme régulateur de l'action ainsi qu'un modèle de professionnalisation des normes (gardes fous) pour assurer la qualité des interventions. Du coup, les pratiques basées sur des normes soulèvent un autre type de difficulté du fait que cette méthodologie implique la nécessité de fixer une valeur de référence. La question est : où fixer cette valeur de référence ? Doit-elle se situer à un minimum raisonnablement exigible ou à une valeur optimale normalement attendue ou encore à une valeur idéale qui ne sera atteinte qu'exceptionnellement (Jacquerey, 1999) ? Les valeurs organisationnelles et l'éthique sont à la mode; elles sont devenues une «pratique sociale» quasi incontournable désignant des impératifs professionnels standardisés. Il faut cependant être prudent dans l'établissement des standards recherchés afin de s'assurer de leur réalisme et de leur application en CHSLD dans le contexte de travail actuel qui complexifie la qualité des pratiques de soins.

Selon une recherche de Fortin (1989), l'éthique des PAB se veut être une réflexion sur leur pratique relationnelle quotidienne lors des actes de soins dispensés aux bénéficiaires. Cette recherche propose une réflexion qui s'interroge sur l'attitude relationnelle des PAB au quotidien avec le résident en tant que personne, sujet de droit, de respect et de dignité. Il faut éviter l'a priori réducteur que nourrissent les concepts de la déficience et de la diminution des capacités pour ne voir que la pathologie (Ducalet et Laforcade, 2002). Un jugement éthique doit toujours s'interroger simultanément sur la signification et les dimensions des conduites à l'intérieur des fonctions de travail.

La présente recherche ne s'intéresse pas aux dilemmes éthiques tels l'euthanasie, les contentions chimiques et physiques, la place des familles dans les soins, le suicide assisté ou l'acharnement thérapeutique en CHSLD. Dans la présente étude, l'éthique renvoie aux valeurs intrinsèques et morales individuelles et collectives des PAB et l'influence de celles-ci sur les attitudes et les comportements des PAB lors de la dispensation des soins. Tel que mentionné à la section 2.1, ces valeurs sont construites depuis l'enfance jusqu'à l'âge adulte. On ne peut imposer des valeurs dominantes aux PAB, on ne peut que constater le fruit de leurs valeurs en milieu de travail lors de la dispensation des soins aux personnes âgées. On peut toutefois tenter d'influencer certaines valeurs des PAB et par conséquent, certaines attitudes souhaitables lors des relations interpersonnelles. Il ne faut pas perdre de vue que l'éthique des PAB fait toutefois appel à l'intériorisation humaine et à leur capacité d'autocritique. Cette capacité est très relative d'une personne à autre ce qui complexifie la réflexion sur les pratiques de soins et la compétence relationnelle de certaines PAB.

Il relève de la responsabilité de chaque soignant de priver ou non certains patients de leur cloche d'appel, d'ignorer ou non leur détresse, de frapper ou non à la porte avant d'entrer dans une chambre ou encore de s'adresser au bénéficiaires plutôt qu'à son collègue de travail lors d'un soin d'hygiène[59]. Bien sûr, cette responsabilité peut parfois sembler pesante et les PAB ne sont pas toujours incités à l'assumer pour toutes sortes de raisons telles les conditions de travail perméables ou non au respect du rythme des résidents (Hesbeen, 2000). Toutefois, le respect de l'autre, la dignité dans l'acte, la tolérance au rythme et à la collaboration mitigée des résidents, le professionnalisme du personnel et l'efficacité sont les quatre grandes attitudes de base communes souhaitables à tous les soignants (Le Floc'h, 2002). Il faut croire que le pluralisme moral influence les valeurs et les attitudes du personnel soignant.

Selon Lamoureux (2003), malgré un pluralisme moral, il existe une étonnante stabilité des valeurs fondamentales partagées par l'ensemble de la population et dont la référence doit être rigoureusement critique. Lamoureux (2003) avance qu'alimentée par la conscience critique, la référence éthique force l'interrogation constante sur la pertinence et la validité de l'univers normatif. Toutes les PAB s'interrogent-elles sur leurs valeurs et les normes du travail auxquelles elles sont assujetties ? Il est permis d'en douter. Rappelons que les CHSLD représentent un univers normatif qui doit être soumis à cette interrogation face aux pratiques cliniques du personnel PAB et des autres acteurs cliniques. Il apparaît évident que la morale (mœurs, conduite de vie, règles de comportement) de chaque PAB influence davantage sa pratique et ses attitudes envers les personnes âgées que le code d'éthique en place. Cependant, il semble que tout le personnel n'adhère pas aux règles à en juger par certaines pratiques âgistes et gérontophobiques dénoncées dans les médias et dans la littérature (Plamondon et Carette, 1990). Sans vouloir prendre la défense des PAB Jacquerey (1999) relève que le personnel soignant fait face à des comportements difficiles de la part de certains

---

[59] Lorsque nous intervenons comme formateur auprès des PAB en milieu de travail pour leur offrir la formation sur les compétences relationnelles en milieu de vie, plusieurs déplorent ouvertement l'indifférence de certains PAB face aux personnes âgées et l'habitude de ne pas se présenter, de ne pas expliquer les étapes des soins ou encore de raconter sa fin de semaine à la collègue de travail au lieu de se centrer sur le résident.

43

bénéficiaires[60] et peut se trouver impuissant à adopter les attitudes les plus adéquates pour y parer. Dans le cadre de leur travail, les intervenants peuvent être confrontés à des dilemmes moraux et éthiques de plusieurs ordres (MSSS, 2003). Tout comme Ducalet et Laforcade (2002), nous croyons que l'existence de multiples positions, voire de convictions éthiques résultant de valeurs culturelles différenciées, spiritualistes ou laïques au sein d'un même établissement ou service est en effet envisageable.

En conclusion, les valeurs des PAB, le type d'interventions spécifiques avec des résidents ayants des comportements particuliers et les relations interpersonnelles propres à la pratique déterminent les responsabilités face aux clientèles et définissent les comportements acceptables, répréhensibles ou tolérables face à ces clientèles âgées. Les PAB ont des obligations éthiques qu'elles doivent connaître et qui doivent être balisées par un code d'éthique local. Par contre, le personnel est souvent conscient de son rôle et de sa fonction mais dit souffrir de ne pouvoir faire plus, de n'avoir que peu de choix (Perraud, 2002)[61]. Selon Fortin (1997), l'enjeu éthique devient ce qui se joue dans le choix, l'articulation et la justification des normes et des valeurs qui encadrent et inspirent l'action du dispensateur. Nous croyons qu'une éthique «professionnelle» bien appliquée est partie intégrante de la qualité des soins. Idéalement, on doit entrevoir la diffusion d'une réflexion sur l'éthique de travail chez tout le personnel incluant les PAB au lieu de promouvoir la dénonciation et la perspective pénale des attitudes allant à l'encontre du code d'éthique car plus les acteurs sont élevés dans la hiérarchie, moins les pénalités à leur endroit sont élevées. Présentement, certaines directions générales de CHSLD font la promotion de la délation de tout comportement en contraste du code d'éthique. Il sera intéressant de mesurer les résultats de cette approche car la délation n'est pas au cœur de la culture organisationnelle en CHSLD.

2.3   Le concept de la qualité des soins en CHSLD

> *« Je pense que la qualité existe; mais dès qu'on essaie de la définir, elle s'échappe» (Pirsig,1974).*

---

[60] Il faut comprendre que plusieurs résidents ont une affection physique et/ou cognitive qui explique des comportements perturbateurs, des agressions physiques, psychologiques, verbales et parfois sexuelles à l'endroit du personnel. Les doubles et les triples diagnostics de plusieurs résidents en plus de troubles de la personnalité ou de traits de la personnalité peuvent expliquer certaines attitudes indésirables des résidents.
[61] Nous ne pouvons juger ces propos mais notre expérience en CHSLD nous porte à croire que les attitudes et les comportements relevant de l'éthique sont davantage reliés aux valeurs et à la personnalité des PAB qu'à l'absence de choix ou l'incapacité de faire autrement.

44

Même sommaires, des formes implicites d'assurance de la qualité des soins semblent avoir accompagné les différentes civilisations humaines (Haddad, Roberge et Pineault, 1997). Selon ces auteurs, la notion de qualité peut d'abord être perçue de manière neutre comme une caractéristique, «une propriété que des services de santé ont à des degrés divers». La qualité traduit le «degré d'excellence» des différents attributs des services de santé (AHQ, 1987; Davies et Ware, 1988 cité par Jacquerey, 1999). La qualité n'est pas une valeur conceptuelle banale. **En gériatrie, la qualité des soins passe principalement par la relation avec les bénéficiaires.** Elle est la composante dominante de l'acte de soin. La qualité constitue l'enjeu fondamental des réformes en cours et, demain, c'est la qualité qui fera la différence entre les établissements et entre les services Racine (2002)[62]. Le terme qualité et l'expression «qualité des soins» sont tellement répandus qu'ils semblent parfois *tomber sous le sens*. Or, le sens qui leur est donné est déterminant car il servira de fondement pour l'action (Hesbeen, 2000). La qualité est parfois présentée comme l'excellence ou encore ce qu'il y a de mieux. On lui donne une connotation de perfection telle l'expression le « service est parfait » (Giacometti, 1992; Vuori, 1984; Giraud, 1994 cités par Hasbeen, 2000).

Appliquée de façon rationnelle, la qualité risque de ne déboucher que sur des pratiques normatives, procédurales et néo-tayloriennes peu respectueuses de la diversité de la vie des personnes âgées et peu porteuses de sens et de cohérence (Ducalet et Laforcade, 2002). La qualité d'aujourd'hui peut être tout à la fois un idéal destiné à inspirer confiance, un enjeu de société et une valeur distincte acceptée par la majorité (Brunelle, 1993) devenant un compromis social au sein de l'organisation et une dynamique possible pour retrouver le sens et la cohérence dans les pratiques (Ducalet et Laforcade, 2002). Il faut donc éviter les positions rigides et intransigeantes face à la qualité en demandant l'impossible au personnel. Il faut toutefois s'entendre sur ce qui est ou n'est pas de qualité. La qualité des soins dépend en bonne partie de la qualité des relations entre le personnel et les usagers et la façon dont le soin est dispensé. Or, les deux attentes les plus importantes de la population en situation de vulnérabilité sont d'être en contact avec des personnes compétentes, sensibles aux besoins et d'être traitée avec respect[63]. Il y aurait donc un certain référentiel commun de base

---

[62] «Objectif qualité pour la Fédération d'association et d'organismes privés à but non lucratif, gestionnaires d'établissements et de services pour personnes âgées». *Décideurs des maisons du 3ᵉ âge*, no 15, Paris, mars, 1998.
[63] Le plan d'amélioration des services 1998-2002 produit par la Régie régionale de la Santé et des Services sociaux de Montréal-Centre (RRSSSM) a proposé de faire le point sur l'amélioration continue de la qualité pour tous à l'aide d'un nouveau tableau d'indicateurs intégré couvrant tous les aspects de la qualité en plus

concernant les normes minimales de qualité qui sont aux antipodes de la brusquerie, de la maltraitance, l'indifférence et des abus envers les personnes âgées. On s'entend pour dire que le concept de qualité est multidimensionnel et multifactoriel (Pascoe, 1983; Lorh et Harris-Wehling, Lorh et Harris, 1991; Stiles et Mick, 1994; Cleary et McNeil, 1988). Pourtant, la qualité est faite de tant d'aspects à la fois subjectifs et objectifs qu'il est délicat d'affirmer et de prétendre qu'il y a toujours une relation de cause à effet entre la réduction d'effectifs humains, techniques ou financiers et la baisse de la qualité (Panchaud, 1999). La qualité du soin repose également sur la qualité du dispensateur de ce soi et sur ses compétences relationnelles lorsqu'en contact avec les résidents

La coexistence des multiples définitions traduit la diversité des significations de l'objet qualité pour les divers acteurs du système de santé (Haddad, Roberge et Pineault, 1997). Elle peut s'exprimer cependant comme l'ensemble des caractéristiques d'un organisme tel un CHSLD qui lui confère l'aptitude à répondre aux besoins exprimés et implicites du bénéficiaire et de sa famille en vue de maintenir ou d'améliorer sa santé, son autonomie sociale et sa dignité d'être humain (Ducalet et Laforcade, 2002). La qualité demeure une notion à deux faces car elle est le jugement du client sur la capacité du CHSLD et du personnel à satisfaire ses attentes (la face couperet) et elle est une source de satisfaction et un facteur de motivation pour le personnel (la face motrice). La qualité n'est pas un absolu, elle se construit au cœur d'un système où se croisent nos représentations sociales et culturelles et l'état de nos connaissances (Ducalet et Laforcade, 2002). Conséquemment, la qualité est dite figurer, de façon subjective, «dans l'œil de l'observation» (Haddad, Roberge et Pineault, 1997; Hasbeen, 2000). Il n'y a pas de consensus sur une définition unique de la qualité car il faut considérer le contexte et l'organisation du travail, le temps alloué à la tâche. La perception et les exigences des résidents de la qualité[64] des soins qu'ils reçoivent doivent être considérées dans la recherche d'une définition du concept de la qualité.

---

d'implanter, à l'échelle du réseau, une reddition de compte intégrée et un programme d'amélioration continue dans tous les CHSLD du territoire.
[64] Les personnes âgées n'ont pas obligatoirement les mêmes exigences que les cadres, le personnel et les familles de ce qu'est un soin et une relation interpersonnelle de qualité. Par contre, selon la norme ISO 8402 : *document énonçant la politique qualité et décrivant le système qualité d'un organisme*, des dispositions générales doivent être prises par l'établissement de santé pour obtenir et maîtriser la qualité. Les conceptions les plus récentes de l'ISO définissent la qualité comme : l'aptitude d'un ensemble de caractéristiques intrinsèques d'un produit, d'un service, d'un système ou d'un processus à satisfaire les exigences des clients et autres parties intéressées (ISO/DIS 9000, 1999). Connaissons-nous clairement les exigences des résidents ?

46

Comment les PAB adhèrent-elles à une définition de la qualité qui est élaborée sans leur participation ? Cette question demeure sans réponse mais elle pourrait être explorée dans le cadre d'une autre recherche. Les PAB ne se font jamais rencontrées par leur direction générale afin d'identifier ensemble une définition de la qualité qui met en valeur les relations interpersonnelles au même niveau que les techniques de soins. Il est pensable que la majorité des PAB partageraient le discours de leur direction d'établissement sur la qualité des soins et des relations interpersonnelles mais nous n'avons pu confirmer cette réalité et nos lectures ne nous ont rien appris en ce sens. La perception de la qualité des soins par les PAB n'a pas fait, à ce jour, l'objet de travaux de recherche au Québec. Il serait probablement utopique de croire que toutes les PAB ont la même définition de la qualité et qu'elles ont une vision humaniste des relations interpersonnelles avec les personnes âgées. Il y a des non-dits et un silence concernant la qualité des soins en CHSLD. La qualité des soins n'est pas un sujet ouvertement discuté sur les unités de soins et pourtant, c'est l'endroit où les discussions et les échanges devraient avoir lieu afin de comparer les subjectivités et de trouver un référentiel commun dans les pratiques cliniques.

En effet, le concept de la qualité, tout comme celui de l'éthique, a sa part de subjectivité et de relativité. Il semble d'ailleurs que l'intérêt renouvelé pour la qualité vienne de la crainte de sa sous-dispensation dans le réseau par les directions de CHSLD et par l'État. Les questions concernant la qualité occupent une place importante dans les réflexions sur les services de santé et sur ceux destinés aux services gériatriques (Rochon, 1988 cité par Brunelle, 1993; Roberge, Lebel, Ducharme et al., 1998; Hesbeen, 2000). Ce concept est devenu un leitmotiv, un remède miracle pour le système de santé. Nous retrouvons donc très souvent le concept de la qualité dans les écrits sur le système de santé, dans le discours politique ainsi que dans les publications gouvernementales[65]. La qualité devient une nécessité économique, un devoir, mais aussi un business (Panchaud, 1999). Nous situant dans une perspective fonctionnaliste, nous retiendrons que la qualité des soins est un mandat, une obligation, un objectif constant et le devoir principal des CHSLD en tant qu'institutions gouvernementales publiques.

---

[65] Nous faisons référence aux politiques sociales concernant les personnes âgées, aux orientations ministérielles, aux documents du MSSS qui font état du milieu de vie en CHSLD et des pratiques des intervenants auprès des aînés.

2.3.1   Les dimensions et les indicateurs de la qualité des soins en CHSLD

Même si le concept de la qualité est difficile à cerner et à mesurer, il faut établir ses dimensions, ces critères et ses indicateurs afin de baliser les pratiques de soins et les approches relationnelles. La qualité comme outil clinique doit faire l'objet d'un contrôle, d'une évaluation qui s'inscrit à l'intérieur d'une démarche continue d'amélioration et d'appréciation périodique des soins et des services (AHQ, 1999). Il est intéressant de noter que les premières directives pour l'élaboration de normes et de pratiques publiées par le Bureau régional de l'Organisation Mondiale de la Santé (OMS) en 1987, recommandaient aux personnels de se consacrer uniquement dans une première étape à l'élaboration de normes sur le processus d'intervention du personnel. C'est-à-dire, la prestation des soins.

Au plan conceptuel, la qualité comporte plusieurs dimensions. Donabedian (1988), une référence incontournable dans le domaine, s'est intéressé à l'opérationnalisation du concept de qualité dans le domaine de la santé en distinguant quatre composantes : 1- l'environnement des soins, 2- la prise en charge des patients, 3- les relations interpersonnelles dispensateurs-patients et 4- les résultats et les effets des soins. On ne peut parler de qualité des soins que si un lien peut être raisonnablement soutenu entre les trois dimensions suivantes : la structure (input), les processus et les résultats (output). Le processus englobe les activités qui se déroulent entre les dispensateurs et les clients : les façons de faire, les normes et les pratiques professionnelles via le plan de travail (Donabedian, 1980; Brunelle, 1993 ; AHQ, 1993; Panchaud, 1999; Charpentier 2001). La dimension du processus est celle qui nous intéresse particulièrement mais la structure de travail, l'environnement des soins et les résultats des soins sur les bénéficiaires nous interpellent également dans une perspective globale de dispensation des soins.

Si l'on néglige l'aspect structurel relié aux constituantes organisationnelles et administratives ainsi qu'à la formation du personnel, les exigences en termes de qualité tendront à être formulées exclusivement pour la base, ce qui mettra une charge énorme sur le personnel PAB. Nous estimons par ailleurs qu'il faut également faire attention de tomber dans une approche «police» concernant la manière d'effectuer le service qui met toute la pression et le fardeau de la qualité sur les dispensateurs de soins sans considérer la structure de travail et le contexte organisationnel de même que les ressources humaines et matérielles disponibles. Il y a ici un dangereux piège de tabler sur des pratiques idéales et des normes de qualité sans considérer équitablement les trois dimensions de Donabedian.

L'appréciation de la dimension affective et de l'approche relationnelle lors d'un soin peut différer d'une personne âgée à une autre. Pour apprécier la qualité, établissons un lien entre une **structure** (le contexte et les conditions de travail), des **processus** (compétences techniques et interpersonnelles, attitudes de courtoisie, d'écoute, de sensibilité, de valorisation, de discrétion de respect et d'empathie) le plus souvent obtenus par consensus ou par coutume et des **résultats** positifs ou négatifs (satisfaction et retombées) sur la personne âgée et son bien-être (AHQ, 1996). Ceux qui mettent l'accent sur le processus de soins par opposition aux résultats effectifs, ont tendance à s'attarder plus aux aspects techniques qu'à l'interpersonnel, traité comme un épiphénomène dans le secteur de la santé. (Contandriopoulos, 2000 cité par Hesbeen, 2000). La norme minimale et maximale peut ainsi présider à la définition de la qualité (Haddad, Roberge et Pinault, 1997) et être définie par la mesure dans laquelle les ressources disponibles ou les services offerts répondent à des normes et des indicateurs pré-établis.

Comme indicateur de la qualité, Donabedian (1980), a d'abord distingué la qualité technique (soins corporaux, pansements, etc) des relations interpersonnelles avec les patients. La qualité de l'interpersonnel s'observe à travers des indicateurs tels la courtoisie, le respect et la sensibilité empathique, le vouvoiement et le langage non-infantilisant, la chaleur, la patience et la douceur du personnel (Donabedian, 1980; Roberge, Ducharme, Lebel et al., 2002). Pris isolément, structure, processus et résultat ne sont que des indicateurs, non des mesures de la qualité (RRSSSM, 1994; AHQ, 1994; RRSSSM, 1996). Un des indicateurs d'un soin de qualité est la réponse adéquate aux besoins de la personne et à ses attentes[66]. Toutefois, la satisfaction face à un service de santé ou un soin semble augmenter avec l'âge. Il y aurait une forme de résignation face aux exigences des soins.

---

[66] «L'évaluation de la qualité des soins est une démarche de garantir à chaque patient des actes diagnostics et thérapeutiques assurant le meilleur résultat en termes de santé conformément à l'état actuel de la science, au meilleur coût pour le meilleur résultat, au moindre risque iatrogène et pour sa plus grande satisfaction en termes de procédures, de résultats et de contacts humains à l'intérieur du système de soins. «*Le guide méthodologique pour l'auto-évaluation*» Assistance publique- Hôpitaux de Paris, mai 1998, OMS, 1996)

En effet, les bénéficiaires hésitent souvent à critiquer ceux qui les soignent (Racine, 2002), des facteurs tels la surcharge de travail ont une influence directe sur le niveau élevé de tolérance des personnes âgées envers la qualité des services offerts incluant les approches relationnelles (Côté, 1996). Tel que mentionné ci-haut, la qualité des relations interpersonnelles lors des soins s'apprécie en fonction de la conformité aux valeurs, aux désirs et aux attentes des clients, des proches et de la population (Donabedian, 1980; AHQ, 1993; AHQ, 1996). Il y a ici matière à réflexion car les valeurs des différents acteurs peuvent être différentes. Notons que plus les processus seront évalués en fonction de résultats définis par des bénéficiaires, proches ou la population plutôt que par des dispensateurs, plus le pouvoir tendra à se déplacer ailleurs que chez les dispensateurs (Brunelle, 1993; Panchaud 1999). De plus, la qualité d'une relation interpersonnelle est évidemment beaucoup plus difficile à évaluer que la qualité technique; elle est aussi nettement moins bien documentée (Brunelle, 1993). Souvent les grilles destinées à mesurer la satisfaction des bénéficiaires sont basées sur une approche réductionniste, approche liée à l'empirisme, alors qu'une approche plus existentielle et plus holistique cherche à connaître ce que le bénéficiaire ressent[67]. L'évaluation de la qualité n'est ni simple ni facile à réaliser car on cherche à mesurer l'écart entre ce qui est et ce qui pourrait être, mais n'est jamais ou rarement atteint (Brunelle, 1993). Parler de qualité des soins et des services, c'est porter un jugement (Brunelle, 1993; Contandriopoulos et al, 1994). Un changement dans les perceptions sociales peut ainsi modifier le jugement et toute référence au normal; notion mouvante et subjective, qui pose des difficultés quand il s'agit de porter un jugement évaluatif (Brunelle, 1993)[68]. Selon Haddad, Roberge et Pineault (1997), la qualité d'un soin de santé est plus l'expression d'un contexte particulier, de constructions individuelles ou collectives que des propriétés intrinsèques de ce soin.

En résumé, la qualité ne peut être attribuée séparément au processus de dispensation par les PAB, à la structure et l'organisation du travail ou encore aux résultats et effets sur les résidents. Elle se mesure par le lien continu entre la structure du travail, le processus et les

---

[67] C'est ce type d'information qu'il est important de recueillir si l'on veut obtenir des données pertinentes sur la qualité des soins évaluée à partir de la satisfaction des bénéficiaires. Peterson (1988), «Measuring Patient Satisfaction: collecting useful Data» Journal of Nursing quality Assurance, pp. 25-35.
[68] La recherche de Bravo, Charpentier, Dubois, DeWals et Émond (1997) portant sur la qualité des soins dispensés aux personnes âgées en perte d'autonomie par les ressources d'hébergement avec et sans permis ministériel cite et est en accord avec Brunelle (1993) qui avance que le point de vue du résidant sur la qualité des soins et services qu'il reçoit paraît un complément pertinent au jugement de l'évaluatrice.

résultats (les effets sur les bénéficiaires). Lorsque ce lien causal n'est pas démontré ou soutenu, on ne peut véritablement parler de qualité des soins et des services (Brunelle, 1993). Les attitudes et relations interpersonnelles entre les PAB et les résidents s'inscrivent dans le processus de dispensation des soins dans le contexte actuel de travail. Les différentes attitudes des PAB et la qualité de leurs relations interpersonnelles ont des effets peu mesurés sur les résidents. C'est en considérant la perspective fonctionnaliste, l'éthique professionnelle et le concept de la qualité, que nous nous intéressons l'opinion des PAB sur la qualité des soins actuellement offerts en CHSLD aux personnes âgées dépendantes et vulnérables. Les PAB sont-elles conscientes de leur fonction et de leur éthique de travail dans la qualité de leurs relations interpersonnelles au quotidien ?

CHAPITRE III : LA MÉTHODOLOGIE UTILISÉE POUR LA RECHERCHE

Ce chapitre porte sur la méthodologie de recherche. Les prochaines sections font état de la stratégie de la recherche, de la population à l'étude et de la collecte des données ainsi que de l'analyse des données recueillies auprès des PAB des CHSLD participants à la présente recherche. Les limites de la recherche, les considérations éthiques de même que certaines réserves méthodologiques sont également présentées.

3.1   La stratégie de recherche : la méthode qualitative

Suite à la présentation de la problématique à l'étude et du cadre d'analyse relié à la présente recherche, nous exposons la méthodologie de recherche utilisée pour recueillir les données auprès des PAB. La méthode est le pont, la bretelle qui permet le passage entre la prémisse théorique et l'observation empirique à saisir. Dans son étude sur les enjeux de l'expansion des résidences privées, Charpentier (2002) avance que plusieurs chercheurs ont mis en évidence l'importance d'inclure les gens concernés par l'objet d'étude afin d'obtenir un meilleur impact sur les politiques en matière de santé et de vieillissement.

De plus, partant du postulat compréhensif, selon lequel toute personne a la responsabilité de saisir l'expérience et le ressenti d'une autre personne (Mucchielli, 1996), c'est par une attitude de compréhension et des efforts d'empathie que les chercheurs tentent de comprendre le phénomène vécu par les soignants. Ceci implique, d'une part, de se rendre disponible au caractère changeant de la réalité dans le temps et, d'autre part, à la diversité des points de vue des soignants. En rencontrant les PAB dans leur milieu de travail, nous voulions les sentir donner leur opinion, nous désirions observer leur posture, entendre leurs intonations et lire leurs expressions faciales et corporelles. Nous nous trouvons privilégiés d'avoir pu établir le contact avec les PAB et d'avoir appris d'elles.

Pour réaliser cette recherche, nous avons utilisé la méthode qualitative afin d'obtenir des données plus riches (Bryman, 1998 cité par Mayer, Ouellet, Saint-Jacques et al., 2000) sur une situation complexe et équivoque telle la qualité des soins, qui regroupe des facteurs tant psychologiques que sociaux et culturels. La méthode qualitative est d'ailleurs reconnue pour sa capacité à explorer une situation qui a fait l'objet de très peu d'études antérieures afin de dégager des hypothèses pour des recherches subséquentes (Lessard-Hébert et al, 1990). De plus, l'entrevue individuelle permet un échange verbal de face à face dans lequel nous avons essayé d'obtenir des informations et des expressions d'opinions.

L'entretien de type qualitatif se justifie au plan méthodologique parce qu'une exploration de la perspective des acteurs sociaux est jugée indispensable à une juste compréhension des conduites sociales; il s'impose donc parmi les outils d'information susceptibles d'éclairer les réalités sociales. L'entretien de type qualitatif donne accès à l'expérience des acteurs, en l'occurrence les PAB des CHSLD. Au plan éthique et politique, ce choix méthodologique est nécessaire parce qu'il ouvre la porte à une compréhension et à une connaissance de l'intérieur des dilemmes et des enjeux auxquels font face les acteurs . L'accent est placé sur les perceptions subjectives, les opinions et les expériences cliniques des personnes éclairant la réalité sociale par leurs croyances, leurs émotions et leurs explications des événements qui sont considérées comme des réalités significatives (Poupart, 1997 cité par Mayer, Ouellet, Saint-Jacques et al., 2000). Finalement, nous croyons que la dimension qualitative donne de la profondeur et permet de nuancer l'analyse et la discussion par la richesse et la variété des données. La prochaine section vise à expliquer la stratégie d'échantillonnage.

3.2   La population à l'étude : l'échantillon de PAB

Nous avons effectué une collecte de données auprès de 10 PAB afin de recueillir leur opinion sur la qualité actuelle des soins en CHSLD. Toutefois, l'ensemble des PAB du Québec est au cœur de l'enjeu social que représente la qualité des soins aux personnes âgées en CHSLD. La composition de notre échantillon (voir Tableau 1) relève de la méthode non probabiliste, ce qui rend nos résultats non généralisables à l'ensemble des PAB des CHSLD du territoire québécois. Le lecteur est donc invité à faire la distinction entre l'ensemble des PAB du Québec et l'échantillon de 10 PAB de la présente recherche. L'échantillon n'est pas statistiquement représentatif, mais nous partageons les dires de Mayer, Ouellet, Saint-Jacques et al., (2000) à l'effet qu'il vaut mieux avoir des outils pertinents et une application réduite que des généralités non empreintes de la pratique sociale. Le but de notre échantillon est de produire le maximum d'informations et de produire de **nouveaux faits**. Notre échantillon a été construit de façon à favoriser le plus de diversité possible en regard des caractéristiques des CHSLD (milieu semi-rural et urbain) et des PAB (sexe, âge, origine ethnique, ancienneté). Afin de recruter nos sujets, nous avons effectué un premier contact téléphonique auprès de la direction générale et la direction des soins de 5 CHSLD de taille moyenne à élevée (85 à 204 lits) situés en Montérégie, à Montréal et à Laval afin de vérifier leur intérêt à participer à la présente recherche. Ces CHSLD ont tous au moins une unité prothétique (ou sont rassemblées des personnes présentant une démence accompagnée de comportements perturbateurs tels l'errance, l'agressivité, l'agitation, la tendance à la fugue, etc). Ce premier contact a servi à exposer à la direction la problématique à l'étude, les objectifs de la recherche, le type d'échantillon envisagé. Nous avons également discuté du rôle de la direction ou de son mandataire dans le recrutement de l'échantillon et la période couverte par la recherche à savoir février et mars 2004. Nous leur avons acheminé un devis de recherche. Ces cinq CHSLD ont été choisi parmi ceux avec lesquels nous n'avions pas été impliqué directement dans la formation sur mesure du personnel depuis 1986 et ce, afin d'éviter la contamination de l'étude ou des biais trop grands de désirabilité. La majorité des employeurs ont accepté de permettre que les entrevues individualisées aient lieu à même les heures de travail des PAB, ils ont assumé le coût de la libération des PAB volontaires.

En ce qui a trait au recrutement, nous avons spécifié vouloir 10 sujets, soit 2 par CHSLD même si ce n'est pas tant le nombre de sujets qui compte que la qualité des données collectées (Denzin et Lincoln, 1994 cité par Mayer, Ouellet, Saint-Jacques et al., 2000). L'échantillon de volontaires incluait des PAB qui répondaient aux critères d'inclusion suivants : être âgée de 18 ans et plus, s'exprimer en français, œuvrer pour le CHSLD depuis plus de 6 mois et être affectée auprès des personnes âgées en perte d'autonomie relative au plan physique et/ou cognitif. Chaque direction des soins infirmiers des 5 CHSLD a consulté la liste du personnel PAB. Certaines directions des soins ont randomisé le personnel de jour et de soir en approchant, selon l'ordre alphabétique, la 5e et la 10e personne, de même que la 15e et la 20e personne si c'était nécessaire. D'autres directions des soins ont préféré approcher la 7e et la 14e personne de la liste du personnel PAB et au besoin la 14e et la 21e personne ou encore la 28e personne. Le tout s'est effectué à l'intérieur de 15 jours sauf pour un CHSLD qui a mis près d'un mois pour trouver des personnes voulant participer à l'étude. Nous avons pris contact, par voie téléphonique, avec les sujets randomisés (1 femme d'origine italienne, 1 femme d'origine française, 7 femmes d'origine québécoise et 1 homme d'origine québécoise) pour leur expliquer la recherche et ses objectifs. Nous nous sommes assurés de la réelle volonté de participer de chacun. Finalement, nous avons convenu d'un moment propice pour procéder à l'entrevue avec chaque PAB en leur demandant de confirmer ce moment avec leur supérieur immédiat et de nous relancer pour statuer sur la date et l'heure convenant à tous. La planification des rencontres s'est effectuée très rapidement et aucune personne ne s'est désistée. Les entrevues semi-dirigées ont eu lieu soit dans la cuisine du personnel, au sous-sol du CHSLD, à la pastorale ou dans de tous petits locaux non utilisés et en retrait des unités de soins. Soulignons qu'un pré-test a été effectué auprès d'une préposée aux bénéficiaires de 17 ans d'expérience en CHSLD auprès de personnes âgées en perte d'autonomie relative. Suite au pré-test, nous avons retravaillé certaines questions. Le tableau 3.1 présente le profil des PAB de l'étude.

Tableau 1

La population PAB participant à l'étude

P.A.B.	Âge	Sexe	Scolarité	Formation P.A.B.		Années d'expérience en C.H.S.L.D.	
1	46	F	Cégep	Non		19	ans
2	32	F	Cégep	Non		16	ans
3	50	F	Sec. 4	Oui	(52 heures)	14	ans
4	46	F	Sec. 5	Oui	(630 heures) *	8	mois
5	44	H	Sec. 5	Oui	(52 heures)	16	ans
6	55	F	Sec. 5	Non		23	ans
7	57	F	7e année	Non		7	ans
8	34	F	Sec. 5	Oui	(81 heures)	14	ans
9	48	F	Cégep	Oui	(81 heures)	5	ans
10	35	F	Sec. 5	Oui	(52 heures)	15	ans

Le rang et la numérotation des PAB correspondent avec le chiffre attitré aux citations lors de la présentation des résultats. Le lecteur pourra s'y référer afin de vérifier le profil de la PAB faisant la citation.
* Un cours de 630 heures amène à l'obtention d'un DEP (Diplôme d'Études professionnelles)

Le tableau 1, qui présente le profil de la population à l'étude, fait ressortir des caractéristiques qui nous semblent intéressantes à discuter. Premièrement, notons la nette prédominance du genre féminin. Il n'y a qu'un homme sur 10 PAB. Notre pratique clinique comme PAB et notre pratique actuelle à titre d'agent de formation en CHSLD nous a permis de constater qu'il y a en effet beaucoup plus de PAB qui sont des femmes. Nous ne sommes pas surpris de cette caractéristique de l'échantillon. Le métier de PAB en CHSLD semble traditionnellement avoir attiré beaucoup plus les femmes que les hommes. Peut-être est-ce à cause de la nature même du travail axée principalement sur les soins de base, le «caring» ? Prendre soin des autres a longtemps été dévolu principalement aux femmes. Le maigre salaire d'environ 25 000 $ en 2006 peut également avoir influencé plusieurs hommes à s'orienter vers d'autres métiers ou professions plus rémunératrices.

Soulignons que seulement 60% des PAB de l'échantillon ont une formation spécifique préparatoire au métier. Cette formation semble toutefois varier en heures allant d'une formation de deux à trois semaines à une formation de 630 heures (5 mois) menant à un diplôme d'études professionnelles (DEP) reconnu par le Ministère de l'Éducation (MEQ). Il nous apparaît délicat et audacieux de permettre l'embauche de PAB non formées compte tenu de la complexité des tâches (utilisation de matériel spécialisé lors des déplacements sécuritaires des bénéficiaires[69] et attitudes spécifiques adaptées aux personnes confuses, démentes, handicapées, mourantes, agressives, santé mentale, obésité morbide, etc).

En 2006, un cours de base d'au minimum 52 heures (2 semaines) est fortement recommandé dans la plupart des CHSLD publics et privés-conventionnés. De plus, soulignons que dans le secteur privé autofinancé, beaucoup de PAB ne possèdent aucune formation de base. Notons que rien n'oblige les CHSLD à privilégier ou exiger un DEP de 630 heures où les futures PAB apprennent tant l'anatomie et la physiologie humaine que les principales maladies, la communication adaptée, les techniques de soins, l'éthique professionnelle, la santé et la sécurité et le développement de la personne ainsi que l'accompagnement des mourants. Il y a lieu de se questionner sur la conscience de l'État et des CHSLD dans leur acceptation de PAB sans formation. Soulignons qu'une certaine pénurie[70] de PAB conjugué à un sous-financement du réseau public oblige des CHSLD à recourir à des agences privées (où le personnel n'est nullement obligé d'avoir une formation théorique et pratique spécialisée) ou à engager des personnes sous la base de leur expérience personnelle dans le réseau ou auprès d'un proche ou encore d'une clientèle en privé. Ajoutons que l'obtention d'un secondaire quatre a été longtemps le critère académique de base pour œuvrer en CHSLD. Depuis la réforme de la formation professionnelle en 1988, un secondaire IV est exigé pour effectuer le travail de PAB en CHSLD ou celui d'auxiliaire familiale et sociale en CLSC et un secondaire V est demandé pour œuvrer en Centre hospitalier. Les écarts évidents au niveau de la formation nous questionnent quant à l'homogénéité des pratiques cliniques et des approches à

---

[69] Nous faisons référence au lève personne sur rail, aux multiples toiles adaptées pour le lève–personne et aux différents aides techniques qui nécessitent une formation spécifique. De plus, les principes de déplacements sécuritaires des bénéficiaires (PDSB) font l'objet d'une formation de base de 60 heures dans le programme ministériel enseigné dans les écoles de formation professionnelle. Nous avons constaté depuis 19 ans que même avec ce nombre d'heures de formation, certaines étudiantes échouent ce cours.

[70] Lors d'un colloque de réflexion sur la coordination des stages du personnel soignant en Montérégie en novembre 2004, l'agence de développement régionale des services de Santé et des Services sociaux de la Montérégie a fait allusion à une pénurie de PAB entre 2005 et 2011 tant en CHSLD qu'en milieu hospitalier.

la clientèle. Nous ne voudrions point faire l'association libre et dangereuse entre la formation plus élaborée des PAB et la qualité des soins. Par contre, nous avons constaté depuis 25 ans que plusieurs PAB qui se sont improvisées sans formation étaient plus enclines au maternage, à l'intolérance et à l'ignorance qu'à une conception plus holistique de la personne âgée. Il apparaît qu'une formation théorique et pratique permet de développer des compétences au travail. Chose intéressante, certaines PAB faisant partie de la présente recherche ont reproché aux nouvelles PAB (possédant souvent un DEP de 630 heures) d'être froides et distantes. La froideur et la distante sont-elles ici le contraire du maternage et de l'infantilisation ? Nous n'avons pas développé cette question.

Le Tableau 1 fait également ressortir le grand nombre d'années d'expériences chez les PAB de l'échantillon, qui, en moyenne, se situe à 12,98 années. Les PAB de l'étude ont une moyenne d'âge de 44,7 ans. La plupart ont commencé à œuvrer en CHSLD vers le début des années 90. Elles ont donc connu des temps meilleurs au niveau du ratio[71] de PAB et des budgets des CHSLD. Les coupures budgétaires dans le domaine de la santé ont fait mal au personnel qui a dû éteindre des feux plus souvent qu'autrement avec du personnel réduit. Plusieurs PAB de l'échantillon ont vécu cette difficile situation financière en CHSLD. Certaines ont d'ailleurs clairement mentionné, avec une certaine nostalgie et beaucoup d'amertume, que la qualité des soins était meilleure il y a quinze ans alors que la clientèle était beaucoup plus lucide, semi-autonome et indépendante. Il y a lieu de se questionner sur le lien entre la cartographie actuelle de la clientèle en CHSLD et la capacité du personnel d'offrir des soins et des services de qualité. Le Québec a-t-il mis à niveau les connaissances théoriques, pratiques et relationnelles de ses PAB ? Celles que nous avons rencontrées ont beaucoup d'expérience clinique mais 40% d'entre elles n'ont pas de formation.

3.3   La collecte des données

Nous avons procédé à des entrevues individuelles en face à face avec les 10 PAB volontaires. Une question ouverte assez générale concernant leur opinion sur la qualité des soins en CHSLD a précédé d'autres questions ouvertes mais plus spécifiques sur les thèmes suivants :

---

[71] Le ratio de PAB était d'environ 1 :14 de jour, 1 :19 de soir et 1 :24 de nuit dans les années 1979 à 2000. Nous n'avons pas trouvé de statistique exact à cet effet alors nous avons communiqué avons trois directions des soins en Montérégie et à Montréal afin de recueillir le ratio que nous présentons.

1) les attitudes et les comportements du personnel dans l'intervention à l'égard des personnes en perte d'autonomie, 2) l'aspect relationnel lors des soins, 3) le contexte organisationnel et 4) le climat de travail. Nous avons également questionné les PAB sur 5) les indicateurs d'une bonne qualité et d'une moins bonne qualité des soins de même sur
6) leurs recommandations pour améliorer la qualité des soins (voir le questionnaire de l'entrevue en annexe). Nous avons eu un accès direct à l'expérience des PAB qui s'est révélé très riche vu le nombre élevé d'années d'expérience en CHSLD de la très grande majorité d'entre eux. Chaque entrevue a durée près de 90 minutes. Nous étions prêt à accepter tout point de vue et n'avions pas d'attentes quant aux réponses des PAB volontaires. Toutes les entrevues ont été enregistrées pour faciliter la retranscription des résultats sous forme de verbatim afin de procéder à la présentation des données et à l'analyse des résultats. Plus les entrevues s'accumulaient, plus nous sentions une certaine constance dans les données recueillies. Nous sommes toutefois demeuré neutre devant ce constat pour ne pas influencé les réponses des PAB.

3.4   La modalité d'analyse des données

Partant de la transcription des entrevues, l'analyse des données s'est construite à partir d'une démarche qui a consisté à codifier les diverses données recueillies lors des entrevues individuelles dans des catégories nous permettant de mieux faire apparaître le sens de ces différentes données. L'analyse des données et son traitement ont été effectués simultanément sur une période de 7 semaines. Nous avons effectué une analyse thématique, s'appuyant sur les travaux de Paillé (1996) pour faire ressortir les éléments de contenu des entrevues qui étaient convergents et divergents. Cette méthode nous a amené à d'identifier toutes les unités de sens qui se dégageaient des propos des PAB. Nous avons regroupé les unités de sens à l'intérieur de sous-catégories. Nous avons ensuite mis en relation les différentes sous-catégories puis nous avons établi des liens entre elles afin de déterminer des catégories.

Nous avons travaillé le plus simplement possible tout en ayant une grande rigueur et une très bonne concentration. De cet exercice, nous avons établi six catégories ou thèmes (1-l'opinion de la qualité des soins, 2- les compétences des PAB, 3- les indicateurs de la qualité des soins, 4- la perception des bénéficiaires et l'attitude des PAB, 5- l'organisation, le contexte et le climat de travail, 6- les recommandations pour la qualité des soins). Autant nous avons trouvé l'exercice complexe, autant les arbres thématiques nous ont permis de faire ressortir l'essentiel du corpus qui a par la suite guidé la présentation des résultats, l'analyse de ces derniers et la discussion. Rappelons que l'on doit distinguer l'ensemble des PAB du Québec de l'échantillon de 10 PAB rencontrés lors de la présente recherche. Toutefois, nos conversations avec de nombreuses PAB (au moins 200 à 300) de près de 120 CHSLD depuis 1986 nous permet de croire que des entrevues auprès de PAB de d'autres CHSLD auraient possiblement permis de récolter des réponses à nos questions très similaires à celles de l'actuel échantillon de 10 PAB.

3.5   Les considérations éthiques et les limites de l'étude

Cette recherche comporte, à la base, une limite importante quant à la possibilité de généraliser les résultats compte tenu de l'échantillon non représentatif de la population mère. Ainsi, en ce qui a trait à la validité externe, le nombre restreint d'entrevues a donné une lecture de la réalité que nous ne considérons pas comme généralisable à l'ensemble du personnel PAB des CHSLD du Québec. Toutefois nous avons effectué une cueillette d'information par le biais des formations que nous dispensons au personnel en CHSLD sur le travail en équipe et la violence aux personnes âgées (1986-2006), l'implantation du concept milieu de vie (2001-2006) et les compétences relationnelles en milieu de vie (2004-2006). Nous demandons au personnel de nommer les principaux irritants[72] anxiogènes au travail et les solutions envisageables. Les PAB et les professionnelles nomment des éléments très semblables aux réponses formulées par les participantes à la présente étude. Notre cueillette d'information n'a toutefois jamais été faite dans un cadre de recherche jusqu'à ce jour. C'est pourquoi la présente recherche nous apparaît si importante.

Pour la présente recherche, soulignons que seulement un CHSLD était en milieu semi-rural tandis que les autres étaient en milieu urbain. Nous n'avons pas pu explorer la réalité des PAB oeuvrant en région telle la Gaspésie, l'Abitibi, Les Hautes-Laurentides ou encore le Nord du Québec, ce qui aurait pu donner une autre lecture sur la qualité des soins en CHSLD. Soulignons le peu de variété dans la composante ethnoculturelle de l'échantillon. Ajoutons

---

[72] Les formations sur mesure que nous offrons au personnel des CHSLD incluent souvent un atelier de 20 minutes où les gens doivent nommer les irritants qu'ils vivent au travail. La majorité des irritants sont au niveau des relations interpersonnelles entre collègues et au niveau des écarts dans le rythme de travail des PAB. Sans être des focus group, nous avons recueilli de précieuses informations, au-delà de 150 fois, nous permettant de saisir l'opinion du personnel sur les irritants au travail et par conséquent, sur les obstacles à la qualité des soins.

qu'aucune PAB d'origine haïtienne[73] ou latino-américaine ne fait partie de l'échantillon. Des personnes de ces groupes ethnoculturels sont pourtant actives en CHSLD dans le Montréal métropolitain et ailleurs au Québec. Il aurait été intéressant de recueillir leur perception de la qualité des soins. Des perceptions peut-être différentes auraient enrichies les données. Une autre lacune provient du fait qu'aucune PAB provenant d'une agence privée n'a participé à l'étude. Encore là, les informations recueillies auraient pu être différentes de celles que nous présentons au chapitre suivant. Finalement, aucune PAB unilingue anglophone n'a participé à cette recherche. Toutefois, nous considérons que la vision des PAB interviewées correspond à une réalité qu'il s'avère tout de même essentiel de faire connaître et qui pourrait ouvrir la voie à d'autres étudiants-chercheurs ou chercheurs effectuant des recherches qualitatives ou quantitatives.

Du point de vue éthique, nous avons obtenu le consentement écrit des sujets de même que nous leur avons assuré le respect de la confidentialité et de l'anonymat. De plus, chaque PAB participant à l'étude a reçu le schéma d'entrevue en moyenne deux semaines avant l'entrevue. Elles ont signé un formulaire de consentement à l'objet d'étude qui confirmait leur anonymat et la confidentialité lors la présentation des résultats et de l'analyse de ces derniers. Elles ont été avisées qu'elles pouvaient se retirer en tout temps et demander l'arrêt de l'entrevue. Enfin, les PAB rencontrées ont aussi reçu l'assurance qu'une copie de ce mémoire leur serait envoyée une fois qu'il aura été déposé et accepté.

Sous toutes réserves, nous croyons que le climat de tension qui règne dans plusieurs CHSLD actuellement, compte tenu, entres autres, des incidents malheureux au CHSLD le Vaisseau d'Or de Beauharnois, au CHSLD St-Charles-Borromée à Montréal de même qu'au CHSLD de Gatineau, et dernièrement en Beauce, peut influencer les sujets de l'étude. La médiatisation de la maltraitance peut créer un effet de peur, donner le sentiment d'être surveillé ou épié au travail. Certains administrateurs ont demandé ouvertement au personnel d'effectuer la délation des collègues faisant usage de brusqueries, de rigidité, d'un manque de respect et de violence physique et/ou psychologique. La présente étude a été effectuée au même moment où une mauvaise presse des CHSLD était fortement médiatisée. Selon nous, la prise de position de l'Association des préposé-es aux bénéficiaires en faveur des visites

[73] Selon nos conversations avec elles au fil des années, nous avons remarqué que plusieurs PAB d'origine haïtienne était puéricultrices dans leur pays avant d'immigrer au Québec.

d'appréciation et de l'analyse du rendement du personnel a généré chez certaines PAB, une peur d'être associées gratuitement à des attitudes inadéquates. Une participante nous a dit, suite à l'entrevue, que plusieurs PAB se surveillent entre elles. En contrepartie, les personnes participantes à l'étude nous sont apparues calmes et solides dans leurs convictions et dans la mise à jour des réalités entourant la qualité des soins. Elles nous ont semblé disponibles et motivées à participer. Nous n'avons pas décelé de peur de s'exprimer chez les PAB que nous avons rencontrées.

Cependant, nous avions souvent l'impression que notre démarche était secrète, discrète et loin des regards du personnel, des cadres et de la direction. Un sentiment de «ce que je vous dis est vraiment confidentiel, je ne veux pas nuire à mes collègues» nous a habité lors de la totalité des entrevues. Nous avons ressenti que la thématique abordée était taboue et faisait partie des non-dits en milieu de travail. Du même coup, nous avons senti à la fois une réserve de la plupart des PAB au début des entrevues et en même temps leur besoin d'évacuer un trop-plein. Il a fallu quelques minutes à plusieurs participantes pour se sentir à l'aise avec nous et avec le magnétophone à cassette. Elles avaient surtout le besoin de s'exprimer sur le contexte organisationnel (la structure), sur la qualité inégale des soins, sur les relations interpersonnelles parfois douteuses envers les bénéficiaires (le processus) et sur le climat de travail que plusieurs ont vivement déploré. Nous avons été témoin d'un malaise général des PAB voire même une certaine frustration et une irritation face à des collègues de travail qui n'offrent pas des soins de qualité.

En conclusion, nous sommes très satisfaits de la méthodologie que nous avons utilisée pour cette recherche. Les entrevues se sont très bien passées et nous considérons que notre questionnaire d'entrevue nous a permis de recueillir des données qui nous ont enrichi comme chercheur étudiant. Nous avons la conviction que les propos des PAB rencontrées amènent des faits nouveaux concernant la qualité actuelle des soins offerts aux personnes âgées en CHSLD. Nos questions ouvertes nous ont permis de recueillir une très grande somme d'informations. La générosité des participantes dans leurs réponses nous amène à affirmer que les données recueillies sont le reflet de leur opinion. Nous avons senti que les participantes étaient sincères et authentiques tout au long des entrevues. Nous sommes très heureux de la somme des données recueillies que nous présentons au prochain chapitre.

CHAPITRE IV : PRÉSENTATION DES RÉSULTATS : L'OPINION DES P.A.B.

Dans un constant souci de demeurer près des données recueillies, la présentation de nos résultats comporte cinq sections. La première section rend compte du contexte organisationnel en CHSLD (la structure) et du climat de travail actuel. La deuxième section porte sur la perception de la qualité des soins offerts par les PAB en CHSLD. La troisième section rend compte des attitudes et des comportements des PAB à l'égard des personnes âgées (le processus). Finalement, les recommandations des PAB face à l'amélioration de la qualité des soins constituent l'objet de la dernière section. Plusieurs citations des PAB interviewées viennent s'ajouter la présentation de nos résultats.

4.1   Le contexte organisationnel et le climat de travail en CHSLD

Les commentaires recueillis font état de la présence d'un contexte organisationnel très aride alourdissant la réalisation du mandat des CHSLD qui est d'offrir une qualité des soins optimale aux personnes âgées en milieu d'hébergement. Sans blâmer ouvertement leur direction d'établissement, l'État ou leurs collègues de travail, les PAB ont été unanimes face à la dure réalité organisationnelle. Selon leurs dires, le manque de temps et de personnel est criant, il empêche l'humanisation des soins, les petites attentions et la réponse aux besoins globaux des personnes âgées. Le manque de temps est donc, le principal élément structurel et organisationnel qui fait défaut et qui affaiblit la qualité des soins. Il ne fait aucun doute pour les PAB que l'exécution rapide des tâches ainsi que le faible ratio de personnel sur les unités de soins n'aident en rien à l'approche personnalisée préconisée en milieu de vie substitut (CHSLD). Une participante a lancé «on se «*garoche*» partout et les patients nous regardent courir. Il n'y a pas de place pour les imprévus». Les PAB dénotent également une forme de «*système de pompier*» découlant de ce manque de temps ou l'on doit aller au plus urgent. Plusieurs trouvent que la situation de travail s'est détériorée depuis 20 ans, soit depuis l'arrivée des compressions budgétaires en CHSLD.

«Il y a 14 ans, tu pouvais t'asseoir et dire bonjour ! Maintenant, son nom est marqué sur la porte, tu rentres, tu dis «bonjour, je viens faire votre toilette» pis tu sors parce que là, tu as un autre patient ». PAB 1

«Ce sont de très bonnes préposées mais elles sont assez pressées et elles ont peur de ne pas arriver dans leur temps. Elles les installent dans leur chaise, elles les amènent dîner et il y en en d'autres qui attendent. Ah non, ça a beaucoup changé et on court après notre temps. On a

62

comme dix minutes de répit. Si tu niaises dix minutes dans l'après-midi, tu n'arriveras pas et le matin, c'est encore pire». PAB 3

Toutefois, il s'avère fort intéressant de constater que certaines PAB mentionnent que **plusieurs collègues gèrent très bien leur temps et s'organisent** dans la planification de leur tâche. Plusieurs répartissent adéquatement leur tâche de travail dans leur plage horaire de 6.45 heures afin d'avoir des moments privilégiés avec la clientèle. Mais elles constatent aussi que certaines collègues ont une mauvaise gestion de leur temps ou sont lentes et que par conséquent, plusieurs PAB doivent prendre les bouchées doubles et sentent la surcharge au travail ce qui débouche sur un essoufflement nourrissant l'irritation et un taux élevé d'absentéisme[74]. La personnalité des PAB et leur capacité d'organisation sont donc des indicateurs de leur gestion du temps. Les PAB remarquent que des collègues ont de la difficulté à effectuer leur tâche depuis l'alourdissement des clientèles (troubles cognitifs et profil psychiatrique, déficience physique et mourants) et que toutes ne s'adaptent pas à la nouvelle réalité du travail qui oblige à une grande capacité d'organisation et de travail en équipe. Plusieurs bénéficiaires confus et déments requièrent une plus grande assistance. Il y a aussi plus de tâches à effectuer et moins de préposées qu'il y a 15 ou 20 ans, alors il faut faire autrement pour être capable de répondre aux besoins multiples des bénéficiaires. Le manque d'équipement et de matériel (lève personne électrique et sur rail au plafond) à un impact sur le soin offert et sur le climat de travail car le personnel s'énerve et court après le matériel.

«Il nous manque des outils de travail comme les lève personnes pour lever nos patients et on est obligée d'attendre après les autres filles à l'autre bout tout en regardant notre montre car on est tannée, on a couru toute la journée et les filles t'apportent le matériel à 15 :00 alors que tu termines à 15 :30 ». PAB 3

«Il faut économiser sur ça puis sur ceci puis il faut économiser sur le personnel. Moi, je vois le centre comme une grosse bâtisse où l'on «store» le monde qui ont travaillé toute leur maudite vie. On te tasse là parce que l'on ne peut plus prendre soin de toi ailleurs». PAB 7

Le contexte de travail fait dire à certaines que les patients[75] âgés sont résignés, chronométrés, et pris entre quatre murs. Ils sont obligés d'attendre leur tour compte tenu du minutage des

---

[74] Les dernières visites d'appréciation de la qualité des services (MSSS, 2004) font état du taux élevé d'absentéisme du personnel. La surcharge de travail peut expliquer ce taux élevé d'absentéisme.
[75] Le terme patient est abondamment utilisé par les préposées interviewées. Nous considérons que cette appellation est en principe utilisée en milieu hospitalier de courte durée. Le terme patient peut être un automatisme pour plusieurs PAB mais il peut être utilisé de façon péjorative. Toutefois, certaines PAB ont œuvré en milieu hospitalier avant de travailler en CHSLD. Le lecteur comprendra que le terme bénéficiaire fait référence à une personne qui bénéficie des soins et que le terme résidant fait référence à quelqu'un qui réside en CHSLD. D'ailleurs, on utilise le terme client (qui reçoit) ou usager (qui utilise) à domicile.

soins et des services effectués par du personnel pressé, stressé, parfois enragé et souvent expéditif dont le travail se voient axé sur la productivité et le travail à la chaîne.

«Non, je préfère ne pas être dans un centre d'accueil car à quelque part, ces personnes là ne sont quand même plus comme chez-soi et sont confinées à des heures particulières pour le dîner et à des heures spécifiques même pour les toilettes». PAB 10

«Comme un moment donné, un petit monsieur dit : «Ben là ! C'est trop de bonne heure pour me lever» et il se fait répondre «Oui mais le seul temps où l'on repasse c'est à telle heure». Il a ajouté : «Ha ben non c'est trop tard » et il a choisi d'être levé plus de bonne heure que selon ses désirs». PAB 8

«Moi je pense que si les filles sont enragées pis elles arrivent le matin à force d'en avoir beaucoup, beaucoup, beaucoup, elles ne peuvent pas donner leur 100% à chaque patient parce que c'est trop, elles ont trop à faire». PAB 2

Certaines font remarquer qu'une certaine volonté de changement s'installe actuellement dans leur CHSLD en rapport avec le contexte organisationnel. On commence à souligner les fêtes spéciales en faisant participer les bénéficiaires lucides, confus et déments. On adapte les horaires des dîners en fonction du profil de santé des bénéficiaires[76]. Des repas communautaires sont préparés pour toutes sortes d'occasions. De plus, certains CHSLD procèdent à une révision des tâches mieux réparties dans le 24 heures d'après l'histoire de vie[77] et les antécédents du résident (ex : la personne qui a pris son bain le soir depuis 60 ans) afin d'éviter des bouchons qui essoufflent les PAB et alourdissent le climat de travail. Une seule PAB a mentionné que la rotation du personnel sur chaque unité est une formule utilisée dans son CHSLD afin de mieux répartir la lourdeur de la tâche entre le nouveau personnel et les anciennes. Elle a ajouté que le personnel ayant de l'ancienneté est peu formé pour intervenir face aux clientèles particulières[78] et face à leurs comportements perturbateurs. Nous résultats démontrent que deux PAB ont avancé que la rotation du personnel crée des conflits au niveau du personnel et que cela était limité au personnel à temps partiel. Une autre a mentionné que la rotation du personnel permet une meilleure connaissance de tous les bénéficiaires du CHSLD. Chose certaine, la rotation frustre plusieurs PAB qui se voient obligées de travailler avec plusieurs nouveaux bénéficiaires et du nouveau personnel.

---

[76] Par exemple, les bénéficiaires confus et déments dînent plus tôt car ils nécessitent plus de temps. Ils sont levés plus tôt pour mieux répartir le personnel qui œuvre parfois sur deux unités différentes.
[77] La récolte des éléments reliés aux antécédents, aux faits marquants et à l'histoire de vie des bénéficiaires est d'actualité dans les CHSLD qui procèdent actuellement à l'implantation du concept milieu de vie.
[78] Le lecteur comprendra que les clientèles particulières regroupent les personnes présentant des troubles cognitifs, une déficience intellectuelle ou encore des comportements perturbateurs (RRSSSM, 2001)

« Ça fait une semaine qu'on a commencé deux dîners, midi et quart et une heure et quart. Alors trois personnes vont dîner et trois restent et elles donnent à manger aux patients, passent les collations. Puis quand les autres reviennent, elles font la tournée et elles changent les culottes». PAB 6

Dans le contexte organisationnel actuel, certaines préposées s'inquiètent de la ligne dure imposée par leur direction comme si toute la qualité des soins reposait sur leurs épaules. Les commentaires recueillis font état d'un régime de peur du patronat, de harcèlement psychologique et de discrédit du travail accompli par les PAB de même que d'un certain mépris des PAB par leur direction des soins et de leur direction générale. On blâme les PAB pour les coûts associés aux accidents de travail[79] et on semble mettre en doute leurs compétences les considérant comme de simples exécutantes. Certaines se sentent blâmées, traitées avec infériorité, aucunement appuyées et non reconnues par les cadres et même menacées d'être remplacées par du personnel d'agence. Nul doute qu'une certaine tension s'ensuit sur les unités, ce qui peut nuire à la qualité des soins. Certaines PAB se disent frustrées de ne pas être écoutées et consultées par les infirmières même si elles sont les personnes les plus près des personnes âgées. Une d'elles a dit : «les infirmières ne se mêlent pas à nous, il faut plaire aux p'tits boss». Les cadres et les directions générales se sentiraient pressés et surveillés par le MSSS depuis les incidents médiatisés de St-Charles-Borromée et du CHSLD Le Vaisseau d'Or en relation avec la maltraitance aux personnes âgées. Les CHSLD ne veulent pas faire la une des journaux. Soulignons que plusieurs PAB ont peur de dénoncer la maltraitance mais que d'autres ont commencé à le faire afin d'améliorer la qualité des soins et d'éliminer les PAB qui ont de mauvaises attitudes. Certaines ont toutefois déploré l'inertie de la direction face aux mesures disciplinaires car elle ne les applique pas. Une PAB à lancé : « On dénonce et il ne se passe rien du tout».

«Les patrons, on les sent très à pic ces temps-ci. C'est peut-être à cause de St-Charles-Borromée car il ne faudrait pas que ça se produise ici. On sent les patrons de plus en plus exigeants avec nous Si j'étais patron, je me dirais qu'en déficit de temps, je devrais aller voir mes employés pis voir ce qui ne fonctionne pas ou s'il y a un malaise sur l'étage afin d'essayer de voir ce qu'on peut faire pour que les employés soient plus heureux au travail. Pis il y en a, j'admets qu'ils sont des causes perdues mais si tu réchappes trois ou quatre, ça peut changer la dynamique de l'étage au complet». PAB 5

---

[79] Le lecteur comprendra que la Commission sur la santé et la sécurité au travail (CSST) exige un montant de cotisation de l'employeur plus élevé si l'employeur effectue plusieurs déclarations d'accidents annuellement.

Invitées à donner leur opinion sur l'actuel climat de travail, toutes s'entendent pour dire qu'il s'installe un climat de travail tendu et froid en CHSLD compte tenu du contexte organisationnel ou la rapidité d'exécution prime. La cohabitation est difficile et anxiogène avec du personnel dont le rythme de travail est différent et dont les compétences techniques et relationnelles sont inégales. Une PAB rencontrée a déclaré «une pomme pourrie gâte tout». Les PAB déclarent observer que la personnalité et l'attitude de chacune aide ou nuit au bon climat de travail. Elles remarquent aussi que plusieurs PAB sont irritées à l'idée de ramasser pour des collègues paresseuses. Le climat de travail s'envenime depuis les coupures budgétaires. Avant les coupures budgétaires et les compressions de l'État des années 80 à ce jour, le climat de travail était de loin meilleur et l'entraide était naturelle et très bonne.

De plus, certains clans et alliances négatives se sont crés en plus des frictions diverses entre certaines PAB. Aux dires de plusieurs, cela affecte le climat de travail et par conséquent, la qualité des soins aux bénéficiaires. L'harmonie, la collaboration et le respect entre collègues présentent son lot de difficultés. De plus, l'agressivité et l'impatience de certaines PAB régulières ou provenant d'agences privées font que plusieurs s'évitent au travail ou ne veulent pas être en même temps sur l'unité de soins. Certaines vont même jusqu'à planifier leurs journées de congé en fonction des PAB qui travaillent telle journée ou telle fin de semaine. Le climat de travail en CHSLD semble très tributaire des individus qui oeuvrent sur l'unité de soins, de leur attitude au travail, de leur tendance solitaire et de leur tendance compétitive malsaine parfois colorée de jalousie, d'envie et même de haine. Beaucoup d'énergies négatives minent le travail en équipe et par conséquent, la transmission d'informations pertinentes sur l'état des clientèles fait défaut.

«Si elles sentent que tu es avec elles et que tu fais partie de leur gang et que tu n'es pas mieux ni pire qu'elles, ça va bien et le climat est bon ». PAB 4

«Je sais qu'il y a des clans et que cela fait de mauvaises ambiances en plus des coupures qui aident aux mauvaises ambiances. Tout dépend des gens et des caractères du personnel. Il y a des gens qui ne se parlent pas du tout pis ils sont comme chiens et chats ». PAB 10

«J'ai entendu des phrases style il est 7 :15 le matin et on commence à 7 :30 pis la préposée qui me disait toujours : Ah, s'il pouvait être trois heures et demie, je serais contente…pis on est sept ou huit alentour. Je vois des gens travailler plutôt pour éviter des collègues pis me le dire carrément : Moi, je veux pas travailler avec lui pis je vais prendre cette semaine de congé à la place d'une autre semaine». PAB 5

Les PAB s'entendent pour dire que le climat de travail a un effet déterminant sur la qualité des soins et sur les approches aux personnes âgées en CHSLD. Selon elles, les impatiences, les cris et les brusqueries des PAB découlent principalement des tensions entre le personnel. Certaines ont mentionné que plusieurs personnes âgées sentent le climat de travail, observent les chicanes et les froids. Les bénéficiaires dépistent souvent les conflits entre les PAB. Aux dires des PAB, ces mêmes bénéficiaires aimeraient une meilleure dynamique de travail avec du personnel qui ne viendrait pas travailler à reculons.

Toutefois, les bénéficiaires sont muets. Les bénéficiaires lucides souhaitent que les PAB soient heureuses et qu'elles chantent au travail. Paradoxalement, l'enthousiasme et l'humour de plusieurs irritent certaines PAB qui n'aiment pas voir le personnel avoir du plaisir au travail. Soulignons que trois participantes ont avancé que le climat de travail s'était amélioré sur leur unité grâce à des ajustements et à une meilleure responsabilisation des effectifs. Il semble toutefois que la communication entre le personnel fait défaut au point tel que les frictions au travail nécessitent une utilisation de l'énergie qui devrait être utilisée à d'autres fins. La responsabilisation de chaque PAB face à son rôle est à revoir

«Des fois, je peux te dire que le climat de travail n'est pas bien beau. C'est assez pour me faire changer de job. Un moment donné, on avait beaucoup d'ouvrage et le personnel ne se parlait pas et avait hâte de sortir d'ici. Ben, c'est sûr que lorsque l'on manque d'outils, la qualité du travail est moins bonne. Si le climat de travail n'est pas bon, la qualité des soins est affectée et l'on s'écoeure, tout est «garoché» et le travail est moins bien fait. Si le climat est désagréable, c'est plate de rentrer au travail». PAB 1

En conclusion, selon les participantes, le contexte organisationnel aride, la programmation des 24 heures réglée «au quart de tour» ainsi que le climat de travail tendu s'avère des variables et des irritants affectant la qualité des soins, l'approche à la clientèle et la qualité de vie des bénéficiaires. Par contre, il semble y avoir de l'espoir sur certaines unités de soins dans certains CHSLD compte tenu de l'effort novateur pour arriver à une programmation révisée du 24 heures en fonction du profil des clients et des ressources humaines et matérielles disponibles. Selon quelques PAB, les aménagements actuels des horaires de travail peuvent faire la différence et voir les soins moins précipités et moins expéditifs. Toutefois, les idées novatrices ne font pas l'unanimité même si tout le monde s'entend à dire qu'il faut revoir le contexte organisationnel en CHSLD.

Finalement, rappelons que le personnel PAB gère différemment la tâche, le stress et le climat de travail selon sa personnalité et sa capacité de composer avec la réalité actuelle en CHSLD. Soulignons que les participantes n'ont pas critiqué ouvertement les familles face au climat de travail se contentant de limiter les propos aux pairs et à la direction comme principaux responsables du climat. De plus, les familles n'ont pas été mentionnées comme des acteurs pouvant aider à diminuer la surcharge par leur présence et leur participation aux soins et à la qualité des soins. Finalement, nous sommes étonné qu'aucune PAB n'ait directement nommé l'État comme principal coupable de la situation actuelle. Elles se sont contentées de faire référence aux coupures et aux compressions budgétaires de l'État.

Tableau 2 [80]

Opinions des PAB concernant le contexte organisationnel en CHSLD

Principales opinions des PAB concernant le contexte organisationnel en CHSLD	Ratio des sujets ayant exprimés clairement cette opinion
Tensions, pression et climat tendu entre les PAB	7/10
Manque de temps pour les attentions et les besoins	7/10
Programmation rigide et stressante du quotidien	6/10
Vitesse d'exécution et patients chronométrés	6/10
Manque de personnel sur les unités de soins	6/10
Surcharge, frustration et démotivation du personnel	5/10
Bon climat sur certaines unités de soins	5/10

4.2 La perception de la qualité des soins offerts par les PAB en CHSLD.

La perception est une activité psychique hautement dynamique et fort subjective (Vallerand, 1994). La perception d'une personne, d'un groupe ou d'une situation donnée amène un encodage, une classification et l'émission d'une étiquette. Les personnes âgées sont souvent victimes d'une perception sociale négative (Vallerand, 1994; Mishara et Riedel, 1985). La prestation des soins à leur égard peut être l'extension de cette perception négative. Les PAB

---

[80] Le tableau 2, tout comme les 5 tableaux suivants, fait état des principales opinions des PAB concernant les différentes catégories de réponses émises lors des entrevues. La quantification des données recueillies à l'aide de la méthodologie qualitative ne se veut pas induire le lecteur en erreur en laissant croire qu'un propos est plus ou moins partagé dans l'échantillon et qu'une importance égale est accordée à chacun des facteurs (thèmes) quantifiés par rapport à l'idée de la qualité des soins. Nous constatons que ces tableaux peuvent donner l'impression d'entrer en contradiction avec l'argumentation développée dans le chapitre méthodologique mais nous souhaitons simplement qu'ils permettent aux lecteurs de pouvoir voir rapidement les principales réponses des PAB dans chaque catégorie de même que le ratio des sujets PAB ayant répondus aux questions lors des entrevues. Nous voulons simplement permettre aux lecteurs un reperd visuel facilitant la rétention de l'information.

peuvent avoir une perception de la qualité des soins très différente selon leur codification de ce qu'est un soin et une approche relationnelle de qualité.

4.2.1   La perception globale des PAB de la qualité des soins

D'entrée de jeu, la perception de la qualité des soins par les PAB dénote une insistance sur la place à l'amélioration des soins sur les unités de soins car les personnes âgées sont desservies de façon pressée. Même si dans l'ensemble, **la qualité des soins leur apparaît assez bonne**, quelques commentaires émis ont porté sur le fait que les personnes âgées reçoivent des soins de qualité variable selon l'attitude globale du personnel en place sur chaque unité de vie. D'ailleurs, aux dires des PAB certaines unités ont à la fois une meilleure ambiance et une meilleure qualité des soins. Ceci nous apparaît extrêmement révélateur du cœur de la problématique de la qualité des soins. Les PAB rencontrées mentionnent unanimement que les attitudes du personnel et le climat de travail y sont pour beaucoup lorsqu'il s'agit de parler de qualité. De plus, les soins sur certaines unités sont généralement peu personnalisés et ils ne répondent pas aux attentes des familles qui deviennent plus pointilleuses et capricieuses[81] dans leurs commentaires même si elles ne saisissent pas toujours le contexte et la réalité du travail. Les familles seraient plus craintives quant telle ou telle PAB travaille auprès de leur parent ou de leur proche Pour satisfaire les familles et les bénéficiaires, certaines participantes ont souligné devoir ne pas s'en tenir au SMAF [82] et devoir dépasser le plan de travail souvent technique et robotisé.

La majorité des PAB rencontrées déplore le peu de place pour les imprévus, le peu de temps pour établir une relation de confiance significative et l'obligation de s'en tenir aux soins de base seulement (laver, nourrir, positionner, aider à respirer, éliminer, installer pour les siestes et le coucher, etc). Plusieurs PAB se sentent frustrées, rebutées et insatisfaites de l'aspect réductionniste de leur travail les confinant aux tâches techniques (ex : donner un bain semaine aux résidents leur est inacceptable). Selon plusieurs participantes, effectuer le «toilettage», ranger les choses et faire le lit en 20 minutes devient un défi de taille dans le contexte organisationnel actuel.

---

[81] Nous invitons le lecteur à comprendre que les familles sont souvent portées par l'émotion, la culpabilité de l'hébergement, l'impuissance et le sentiment que le parent est pris en charge par le personnel du CHSLD. Avec la médiatisation de la maltraitance, les familles sont plus craintives ou du moins plus aux aguets.
[82] Le SMAF fait référence au *Système de Mesure de l'Autonomie Fonctionnelle* des clientèles. Cet outil est intéressant pour la planification des soins mais peut demeurer limitatif et réductionniste à la tâche de soin.

«En 1990, j'aurais aimé me voir habiter dans un centre d'accueil sans aucun doute car la qualité des soins était super. En 2004, avec les coupures j'y entrerais plus car il y a trop de laisser-aller, de coupures et les gens sont «garochés», la qualité des soins n'est plus la même» PAB 1

«C'est pas évident d'établir un climat de confiance vite quand c'est rapide. Ça prendrait un p'tit peu de temps pour tenir la main juste avant de faire une toilette. Il faut commencer par toucher plutôt que tout de suite laver les seins ou ailleurs, je pense que c'est un manque. Ils nous disent tout le temps qu'il n'y a pas de budget et qu'on ne peut ajouter du personnel mais les familles ne sont pas moins exigeantes». PAB 9

4.2.2   Les indicateurs de la qualité des soins en CHSLD

Le personnel PAB s'est surtout attardé au contexte organisationnel comme principal indicateur de la qualité des soins. Il est intéressant de voir qu'elles associent principalement, à tort ou à raison, la qualité des soins à des facteurs extérieurs à leur volonté et à leur contrôle à l'exception de **tout ce qui entoure le savoir-faire technique** (toilettage et PDSB[83]) **associé à la qualité des soins**. Cela est d'ailleurs l'indicateur le plus important à leurs yeux. Aux dires des PAB, elles sont des exécutantes des soins corporaux. Elles semblent donc avoir intégrées cette étiquette. Les PAB s'entendent pour dire que la qualité est au rendez-vous quand les soins de «toilettage» des patients sont «assez bien» effectués favorisant le confort, le bon positionnement et la réponse aux besoins physiologiques de base. D'ailleurs, elles notent que pour arriver à donner un peu plus que les soins de base, il faut être créatif et développer des trucs en équipe. Cet aspect du travail est difficile à atteindre dans le contexte de travail actuel.

De plus, elles avancent qu'il faut écouter les bénéficiaires pour connaître toutes leurs particularités afin de répondre adéquatement à leurs réels besoins d'hygiène, de mobilité, de positionnement et d'élimination. Elles ajoutent que **plus de la moitié des PAB ont peu d'intérêt pour les particularités** des clientèles lucides, confuses et démentes. Selon les participantes rencontrées, pour que le soin soit de qualité, il faut expliquer aux bénéficiaires les étapes de ce soin et répéter doucement avec patience, surtout avec ceux présentant des troubles cognitifs. Plusieurs ont affirmé que nombreuses sont les collègues qui ne prennent pas le temps d'expliquer aux bénéficiaires les étapes des soins d'hygiène. Même si les

---

[83] L'acronyme PDSB fait références aux principes de déplacement sécuritaires des bénéficiaires qu'utilisent abondamment les PAB lors de l'exercice de leur métier pour le transfert et le positionnement des bénéficiaires. La qualité du PDSB est essentielle à la protection sécuritaire du PAB et du bénéficiaire.

préposées associent, en premier lieu, la bonne qualité des soins à l'aspect technique et à la tâche directe reliée à l'hygiène, elles soulignent quand même l'importance de l'attitude positive et du comportement adéquat lors des soins. À titre d'exemple, le toucher sécurisant et affectueux, la démonstration d'un intérêt marqué de même que la douceur et les blagues sont des indicateurs de qualité mentionnés par les préposées à la lumière de ce qu'elles voient occasionnellement sur les unités de soins.

«L'échange verbal ne ment pas. Les préposées qui vont parler plus aux patients sont celles qui vont par exemple leur parler pour une chose aussi simple qu'un transfert du lit à la chaise ou de la chaise au lit juste pour dire aux patients ce qui s'en vient pour les patients». PAB 5

La volonté de faire plus et de donner le maximum de soi dans un contexte organisationnel difficile demeure une priorité pour toutes les PAB interviewées. Elles reconnaissent toutefois que l'ensemble des PAB n'a pas cette priorité en tête. Fait à noter, les participantes n'ont pas associé la qualité des soins au respect des droits de la personne âgée dépendante, à la stimulation du potentiel résiduel et à la recherche du maintien ou de l'augmentation de l'autonomie. Fait surprenant : **Le respect du code d'éthique, dont on fait tant état, n'a jamais été mentionné par aucune PAB.** Disons qu'elles n'ont pas intellectualisées ou conceptualisées leurs réponses à l'aide d'un cadre théorique quelconque. Ce discours théorique et conceptuel semble tellement loin de leur réalité.

Les commentaires recueillis font d'avantage état d'une prise en charge quasi totale des personnes âgées par l'entremise des soins où la personne âgée est relativement passive devant entrer dans une routine pré-établie sous prétexte qu'on ne peut guère faire mieux avec les ressources humaines et matérielles en place. Invitées à faire part d'anecdotes reliées à ce qu'elles considéraient de qualité dans leurs propres actions, les PAB ont placé en tout premier lieu leurs techniques de soins bien faites et ensuite leurs gestes de douceur. Selon les dires de la majorité des PAB, elles font plus que ce qui est sur le plan de travail et elles gardent leur sang-froid. Plusieurs disent désamorcer l'agressivité des bénéficiaires, les écouter, et affronter des situations délicates telles le deuil et la mort éminente. Plusieurs PAB disent savoir composer avec la mort et communiquer adéquatement en fonction du type de bénéficiaires (mourants, confus, déments, déficients). Les participantes rencontrées semblent se distinguer de plusieurs de leurs collègues car à les entendre, un grand nombre de PAB s'en tiennent à la dispensation des soins techniques sans se préoccuper des états d'âme des bénéficiaires. Un sentiment de «la job est faite» a été soulevé par des PAB.

«Pis des fois, je veux m'en occuper et essayer de l'habiller pis elle me montre ses deux poings alors j'entre dans son jeu pis je sors mes poings mais juste pour jouer tsé...pis je tasse mes poings pis elle se met à rire». PAB 3

«Moi j'aime bien le sport. Il y a un monsieur qui s'intéressait à rien alors je lui ai parlé de Maurice Richard. Il a commencé à parler de Jean Béliveau pis d'Henri Richard pis de tous les Canadiens de ce temps-là. Il est devenu tout d'un coup plus près de moi car je lui ai démontré de l'intérêt ». PAB 5

Les PAB mentionnent que les principaux indicateurs de la mauvaise qualité des soins qu'elles voient sur les unités de soins sont causés par les coupures budgétaires, l'impossibilité de donner des soins à 100%, le roulement de nouveau personnel et le fait que certaines PAB ne sont vraiment pas à leur place en CHSLD. Elles déplorent que des collègues PAB ne communiquent pas avec les bénéficiaires lors des soins et/ou de l'utilisation des PDSB. Elles déplorent également que plusieurs en arrivent à ignorer les cloches d'appels, à être brusques et précipitées, non respectueuses du rythme des bénéficiaires tout en étant expéditives lors des bains et de l'aide à l'alimentation ou encore lors du réveil des bénéficiaires. Selon elles, ces comportements sont inadmissibles sauf qu'ils ne font que très rarement les frais de réprimandes par les infirmières et/ou par les cadres. Soulignons que les PAB ne sont pas toujours avisées quand une infirmière intervient auprès d'une PAB de l'équipe. La confidentialité prime lors des rencontres.

Elles relatent la perte de patience de plusieurs PAB, la tendance au contrôle des bénéficiaires (surtout confus et déments) et au fait qu'elles s'obstinent fréquemment avec les bénéficiaires. Plusieurs PAB dénoncent vivement le langage inadéquat, l'utilisation abusive de surnoms et la facilité de certaines d'offenser les personnes âgées. Comparer les déments à des enfants, crier après les bénéficiaires, négliger leur confort et leur hygiène buccale, les laisser baigner dans leurs selles et leurs urines est, selon les PAB, des indicateurs d'une absence de qualité des soins. Le travail «bâclé» et l'absence de douceur fait dire à plusieurs PAB que certaines de leurs collègues ne savent pas comment répondre aux besoins des personnes âgées. Il nous apparaît difficile de quantifier le nombre de PAB qui manquent de respect aux personnes âgées mais quatre participantes ont mentionné que **près de 50% des PAB manquent de respect** à la clientèle de toutes sortes de façons et spécifiquement par la négligence ou la prise de pouvoir sur ces bénéficiaires. Fait à noter, en aucun temps le mot éthique ou l'expression manque d'éthique ou code d'éthique n'ont été utilisés par les PAB lorsqu'elles faisaient référence à la mauvaise qualité des soins. Ces termes semblent très loin du vocabulaire des PAB. Nous y reviendrons à la section 5.5

«Un moment donné, dans une chambre, on était en train de faire les soins des bénéficiaires avec la radio ouverte quand une PAB entendit une pièce qu'elle aimait. Elle ouvrit le volume, commença à danser et à chanter avec le genou sur le lit sans se préoccuper du bénéficiaire et de ses goûts. Il y a plusieurs cas à dénoncer. Je ne le fais pas car elles sont en gangs...mais cela serait à dénoncer». PAB 4

«Admettons que le patient me dise «ayoye tu me fais mal» mais que la fille continue à mettre ses bas sans aucune douceur. Tu le vois, les filles sont de même avec toutes les patientes, on dirait qu'elles ne développent aucune relation avec aucune patiente. Elles ne devraient pas travailler ces filles-là, mais elles sont là. Le patient sonne la cloche d'appel sans avoir de réponse ou la préposée défait la cloche car il y a des intercoms au poste, alors elle ferme la cloche pour continuer à jaser avec une collègue». PAB 5

Tableau 3

Opinions des PAB concernant la qualité des soins*

Principales opinions des PAB concernant la qualité des soins	Ratio des sujets ayant exprimés clairement cette opinion
Soins techniques acceptables et adéquats	8/10
Douceur et respect de la personne sans infantiliser	8/10
Le personnel fait de son mieux et donne le maximum	7/10
Le personnel aime la clientèle et démontre de l'intérêt	6/10
Sentiment de ne donner que les soins physiques de base	6/10
Mauvaise communication et ignorance des besoins	6/10
Brusqueries et vitesse d'exécution sans respect	6/10
Place à l'amélioration de la qualité des soins	5/10
Prise de contrôle, prise de pouvoir et négligence	4/10

* Ce tableau ne se veut pas l'annonce d'indicateurs de la qualité représentant un ensemble normatif visant à influencer le lecteur sur sa propre opinion de la qualité des soins

Quelques commentaires émis par les PAB ont porté sur les effets stressants et anxiogènes sur les personnes âgées quant à la façon dont les soins sont parfois dispensés. Les préposées remarquent que des bénéficiaires payent la note de ladite surcharge et des conflits entre le personnel et que les moins mobiles sont plus négligés en temps et en investissement affectif par le personnel. Les bénéficiaires confus n'émettent évidemment pas de commentaires et les personnes âgées lucides ont peur de porter plainte donc elles ne le font que très rarement et souvent par l'intermédiaire d'un membre de leur famille. En conclusion, selon les PAB, la qualité des soins se définit principalement par rapport à la qualité des techniques de soins mais également par rapport aux attitudes et aux comportements du personnel à l'endroit des personnes âgées dépendantes et vulnérables.

4.3 Les attitudes et les comportements des PAB envers les personnes âgées

La qualité des soins repose en partie sur l'aspect relationnel du personnel envers les bénéficiaires. Cet aspect du travail des PAB a été exprimé par les participantes rencontrées, au deuxième rang, juste derrière les techniques de soins. Elles ont paru sensibles aux attitudes et aux comportements de leurs collègues face aux bénéficiaires souvent vulnérables, dépendants et à la merci du personnel en place.

4.3.1 La perception des relations interpersonnelles des PAB envers les personnes âgées

Aux dires des PAB, la qualité des relations entre le personnel et les bénéficiaires est relative à la personnalité des PAB et à la façon dont elles perçoivent les bénéficiaires. Certains bénéficiaires auraient des rapports privilégiés et des attentions particulières alors que d'autres ne reçoivent que le minimum d'investissement relationnel lors des soins. Néanmoins, en fonction de ce qu'elles observent au quotidien, **un peu plus de la moitié** des PAB ont de bonnes relations et de bons contacts humains avec la clientèle âgée. Ces PAB démontrent de l'intérêt pour les bénéficiaires.

Elles constatent que pour plusieurs PAB, la compassion, l'écoute active, le vouvoiement et le contact amical est au rendez-vous. Elles s'entendent pour dire que plusieurs PAB savent comment composer avec la colère et la méchanceté verbale de certaines personnes âgées isolées, frustrées, agressives, confuses ou démentes. Elles remarquent aussi qu'**au moins la moitié des PAB ont une attitude très positive, de la douceur et de la politesse face aux bénéficiaires.** Par l'écoute active, les PAB aident parfois à remplir des vides affectifs, elles rassurent les personnes âgées en visant leur confort physique et psychique. La plupart des PAB n'insistent pas pour offrir le soin à tout prix et font part d'un bon dosage dans leur implication personnelle tout en gardant une certaine distance psychologique. Selon l'opinion de six participantes rencontrées, **au moins la moitié des PAB sont compétents.** Le tableau 4 présente l'opinion des participantes en rapport aux relations interpersonnelles positives des PAB face aux personnes âgées en CHSLD.

«Je trouve cela très important de les vouvoyer, de les respecter même s'il y a une certaine à familiarité qui est reprochée à la télévision et à la radio. Des fois, on devient familier car cela fait longtemps qu'on est avec eux sans pour autant leur manquer de respect ». PAB 9

«Puis à un moment donné, il faut que tu te fasses une petite barrière parce qu'à chaque fois que tu vas en voir un partir, ça va t'arracher le cœur. Il faut à un moment donné que tu prennes tes distances». PAB 8

«Il faut que la personne qui fait ce travail aime cela parce que si tu viens juste pour ton argent, c'est pas bon *pantoute* » PAB 6

«Deux choses pour moi sont la clé de tout : être patient et être patient. Des personnes âgées là, ça ne se fait pas en deux secondes de se lever pour aller à la salle de toilette. Il faut que tu les aides pis que ça se fasse tranquillement. Pour communiquer, ça prend de la patience ». PAB 5

Tableau 4

Opinions des PAB concernant les relations interpersonnelles positives

Principales opinions des PAB concernant les relations interpersonnelles positives	Ratio des sujets ayant exprimés clairement cette opinion
Bonne communication et bonne approche humaine	7/10
Bonnes relations, compassion et bons contacts	7/10
Bonnes attentions lors des contacts avec les bénéficiaires	7/10
Patience, sensibilité aux besoins et capacité d'attention	6/10
Bonne adaptabilité au rythme des bénéficiaires	5/10
Humour et bonne humeur du personnel au travail	4/10

Certaines PAB ont vivement déploré la nonchalance de collègues en suggérant l'idée du travail à chaîne et de l'indifférence souvent totale face aux personnes âgées. Elles constatent que l'intérêt de certaines collègues est minimal. Il y a des personnes âgées qui ne reçoivent pas de salutation, aucune explication sur la tâche et presque pas d'attention. Elles constatent également de la violence psychologique de certaines PAB manifestée par du maternage, de l'évitement lors des contacts, de la méchanceté verbale et de l'intolérance face aux personnes confuses qui leur «tombent sur les nerfs». Elles déplorent la trop grande rapidité d'exécution combinée à des brusqueries, à de l'intimidation et à l'usage d'un ton sec. Elles constatent que plusieurs PAB ont leurs bénéficiaires favoris et qu'elles ont développé des affinités avec certaines personnes âgées au détriment d'autres moins attirants (car confus, déments et/ou agressifs), ce qui affecte considérablement la qualité de la relation et la qualité des soins. Les termes abus et maltraitance n'ont pas été clairement utilisés par les PAB. Il y a lieu de se questionner sur la maltraitance compte tenu de la qualité inégale de la dispensation des soins et des relations interpersonnelles par la PAB. Crier après les bénéficiaires, les offenser et utiliser des surnoms est vu comme inadéquat par les PAB. Une d'elles a lancé : « on sait qui travaille et on s'en éloigne et peu ont la vocation auprès des résidents». Le tableau 5. regroupe des opinions des participantes face aux relations interpersonnelles négatives à l'égard des bénéficiaires âgés.

Tableau 5

Opinion des PAB concernant les relations interpersonnelles négatives

Principales opinions des PAB concernant les relations interpersonnelles négatives	Ratio des sujets ayant exprimés clairement cette opinion
Qualité de la relation en fonction du personnel en place	5/10
Brusqueries et atteinte à l'intégrité	5/10
Intimidation faite aux bénéficiaires	5/10
Intolérance face aux comportements des bénéficiaires*	5/10
Soins et approche vs l'affinité avec les patients	4/10
Soins et approche en fonction de la maladie du patient et selon la formation du personnel	4/10
Nonchalance face aux bénéficiaires	4/10

* Certains bénéficiaires présentant des troubles cognitifs ont des comportements dits perturbateurs tels l'errance, les cris, les gestes répétitifs ou encore de l'agressivité. D'autres présentent un profil clinique en santé mentale ou un trouble de la personnalité. Certaines personnes âgées ont des traits de personnalité rigides et intransigeants.

«Moi, ce que j'ai vu en premier et ce qui m'a frappé, c'est le manque de respect qui prend toute sortes de formes allant jusqu'à la violence physique que l'on entend maintenant dans les médias. Pour moi, le manque de respect, c'est appeler le bénéficiaire ma p'tite madame, p'tite cocotte, grand-môman et toutes sortes de p'tites avant leur nom. C'est l'intimidation d'abord et je suis certaine que ces bénéficiaires habitués avec ces PAB depuis longtemps n'osent pas parler pas peur du comment être traités après par ces préposées syndiquées qui sont là depuis 25 ans protégées. C'est parole contre parole ». PAB 4

«Des fois, j'ai entendu des commentaires du genre «ça fait je ne sais pas combien de fois je lui dis puis elle recommence encore». La PAB n'est pas capable de comprendre. J'ai déjà vu tirer les couvertes du lit : «Bon c'est l'heure de se lever» Ho boy ! S'il fallait que cette personne là me fasse ça à moi, chez moi ! Je pense que je ne serais pas de bonne humeur pour la journée ». PAB 9

«J'ai vu remonter une résidente un peu trop raide dans le fauteuil. Quand ça fait la deuxième et troisième fois, il y a un gros problème. Quand ils arrivent en arrière d'une personne sans dire bonjour. Non, on enlève les freins et on y a». PAB 8

«En plus de ne pas avoir beaucoup de temps, il y en a qui semble en avoir encore moins. Alors là, c'est la vitesse et un après l'autre bing, bang. Ça je l'ai vu, je l'ai connu et je le vois encore. Parce que c'est vrai qu'il faille aller vite, mais il y en a que c'est pire que pire…tu enlèves les dents, les lunettes et *bedang,* on te lève et on te retourne puis bye bye, on s'en va et on ferme la porte ». PAB 7

Autant quelques participantes ont émis un commentaire positif sur les étudiantes PAB en stage, autant elles ont émis des commentaires mitigés sur les nouvelles PAB qui sont perçues par leurs pairs comme étant jeunes, sérieuses, tranquilles, gênées, moins sociables et incapables d'établir une bonne relation de confiance. Plusieurs ont dit que les anciennes PAB avaient de meilleures attitudes que les nouvelles auprès des personnes âgées. Il faut remarquer que l'échantillon était composé de PAB ayant beaucoup d'ancienneté. Selon certaines, les anciennes sont plus chaleureuses et plus près des personnes âgées. Il nous est permis d'émettre l'hypothèse non fondée que «plus chaleureuse» est possiblement relié à plus familière voire plus maternante, infantilisante ou enveloppante. Les nouvelles PAB formées ont un cours d'éthique professionnelle de 30 heures à l'intérieur de leur formation de 630 heures (DEP). Ce cours d'éthique propose la réflexion sur les attitudes et les comportements souhaitables à l'endroit des adultes du grand âge en CHSLD. Les PAB remarquent que peu de leurs collègues ont la vocation et la flamme, certaines n'ont pas de jugement pour comprendre les particularités des bénéficiaires. De l'aveu de certaines, le personnel des agences n'a pas une bonne réputation et il est souvent sans expérience, peu débrouillard, peu fonceur et sans initiative. D'autres constatent que peu importe la provenance des PAB, certaines sont plus sérieuses et mieux organisées que d'autres tandis que quelques unes «chialent» ou sont résignées à la surcharge sans pouvoir ou vouloir saisir l'ensemble des besoins des personnes âgées. Une participante a même dit que certaines PAB régulières et celles provenant des agences représentent une cause perdue. Il faut se questionner sur l'inquiétude engendrée par la menace de l'utilisation de la sous-traitance, donc du personnel des agences, ce qui constitue un enjeu syndical actuel très important. Nous pensons que le personnel des agences peut devenir le souffre douleur des PAB régulières. Il y a des tensions évidentes entre les PAB régulières et celles des agences.

«Je trouve cela dommage que dans les CHSLD il y ait des PAB qui n'ont qu'une formation de deux semaines et que la formation ne soit pas une exigence ce qui crée beaucoup d'inégalités dans les soins qu'on donne nous autres. Il y a des cours spécifiques sur le comment aborder les personnes en CHSLD avec la notion de respect». PAB 4

«Moi, j'adore cela mais ce n'est pas nécessairement tout le monde qui adore cette clientèle là, alors la qualité du travail peut dépendre d'une personne à l'autre. Il y a des filles qui vont entrer pis elles auront jamais aucune affinité avec des patients et qui ne veulent pas les connaître. Ce n'est pas donné à toutes les filles de travailler avec les personnes. Je pense que trop souvent, on voit du personnel qui n'est pas à sa place». PAB 7

«J'ai absolument rien contre les agences car plusieurs sont excellentes puis on a des hommes et des femmes d'agence qui semblent ne jamais être entrés dans un centre d'accueil. C'est difficile de dealer avec cela et la fille qui travaille à temps plein comme moi qui est obligée de faire 3 à 4 patients de l'autre parce qu'elle ne réussie pas à les approcher». PAB 2

4.3.2   La perception des PAB des personnes âgées en CHSLD

Selon les participantes, la perception de la clientèle âgée est teintée principalement de positivisme. Plusieurs PAB perçoivent les bénéficiaires comme des grands-parents ayant un grand vécu. Pour plusieurs PAB, la clientèle a un grand besoin d'assistance pour ses activités de la vie quotidienne et domestique. Toutefois, les PAB s'inquiètent du fait que certaines PAB ont un rapport avec la personne âgée en fonction de son profil de santé. Les personnes lucides recevraient de meilleures attentions que les personnes confuses et démentes par exemple. D'autres ont mentionné que des collègues estiment que les personnes âgées sont coûteuses pour la société et qu'elles peuvent êtres exécrables, exigeantes et malcommodes. Toutefois, aux dires de plusieurs, les personnes âgées sont sans défense et dépendantes de leur assistance au quotidien. Finalement, certaines perçoivent que les personnes âgées sont captives, emprisonnées et peu renseignées, peu instruites et souvent passives voire à la merci de l'humeur du personnel. Soulignons que **les PAB n'ont toutefois pas fait allusion aux personnes âgées en terme de personnes ayant des droits fondamentaux inclus dans les différentes Chartes des droits et libertés.**

«Il y en a qui les voient comme des déchets. Mettons que déchets, c'est trop gros mais il y a une préposée qui serait prête à leur donner une p'tite dose parce qu'elle est révoltée». PAB 1

Elles n'ont jamais parlé de leur mandat réel ou fictif de délation des comportements et des attitudes des PAB violant les droits et les libertés des résidents. D'ailleurs, les PAB n'ont jamais utilisé des cadres théoriques et légaux pour exprimer leur opinion. Elles ne sont pas offusquées de la perception négative de certaines PAB se contentant d'en faire mention. Il y a lieu de s'interroger sur l'ampleur accordée à la perception négative de PAB face aux personnes qui leur sont confiées. Il nous apparaît cependant très clair que la perception des PAB des personnes âgées bénéficiaires de soins affecte leurs comportements et leurs attitudes envers ces mêmes personnes âgées. Certaines ont fait état de la facilité des personnes âgées de les excuser de la vitesse d'exécution car elles savent à quel point tout le monde est débordé. Nous avons peur que les personnes âgées en arrivent à «se contenter» des soins. Nous avons crainte que la perception négative de certaines PAB soit minimisée par les collègues et par des résidents comme si elle faisait partie de la réalité clinique. Le Tableau 6 fait état des principales opinions des PAB à l'égard de la perception de leurs collègues des personnes âgées en CHSLD.

«Soigne ces personnes comme si tu soignais tes parents ou comme tu voudrais que l'on soigne les tiens. Puis tu dois les respecter et tu les traites comme tu voudrais être traitée. Il y en a qui pense que les personnes âgées sont toutes belles, fines, intelligentes et gentilles, ce n'est pas vrai. Il y en a qui ne sont mêmes méchantes. Je trouve que les personnes âgées ont leur histoire derrière elles… on les tasse dans le coin pis il ne se passe plus rien». PAB 7

Tableau 6

Opinions des PAB concernant la perception des PAB à l'égard des personnes âgées

Principales opinions des PAB concernant la perception des PAB à l'égard des personnes âgées	Ratio des sujets ayant exprimés clairement cette opinion
Elles sont comme des grands-parents	5/10
Elles ont un grand besoin d'assistance pour les activités de la vie quotidienne (AVQ) et domestique (AVD)	5/10
Elles sont des personnes humaines à part entière	4/10
Elles reçoivent moins d'attention si elles sont confuses, démentes (troubles cognitifs) ou mourantes	3/10
Elles sont perçues comme exigeantes et malcommodes	3/10

4.4   Les recommandations des PAB concernant l'amélioration de la qualité des soins

Les PAB se disent préoccupées du stress causé par la charge de travail, du nombre insuffisant de PAB et de l'attitude désinvolte de certaines d'elles. Elles recommandent surtout l'arrêt immédiat des coupures d'heures allouées aux soins et aux services pour pouvoir permettre une restructuration des soins. Certaines réclament une meilleure stabilité du personnel dans les unités de soins. Elles sentent l'urgence d'agir afin d'arrêter l'épuisement des «bonnes» PAB qui courent après leur temps et qui finissent par *tomber au combat*. Elles suggèrent également du matériel adéquat et fonctionnel tels des lève personnes et des rails au plafond en plus de l'ajout de personnel régulier afin de limiter l'utilisation du personnel des agences de PAB.

Les PAB recommandent également de la formation en gérontologie et en gériatrie pour mieux saisir les particularités de certains bénéficiaires. Les participantes rencontrées réclament l'augmentation du nombre de réunions du personnel au poste infirmier afin d'échanger d'avantage sur les problématiques des clientèles et de mieux verbaliser les informations pertinentes concernant les personnes âgées vivant sur les unités de soins. Elles s'inquiètent du climat de travail et de la tolérance minimale aux imprévus de plusieurs collègues de travail. Elles suggèrent un rapprochement du personnel et l'instauration des plans d'intervention personnalisés et individualisés (PII) pour chaque bénéficiaire à partir de son histoire de vie. Selon elles, il devient primordial d'avoir de bonnes équipes de travail et une meilleure communication entre le personnel sur chaque quart de travail (jour, soir et nuit). Une meilleure entraide lors des surplus de travail est recommandée afin d'augmenter la motivation au travail et l'efficacité. Au niveau de la prestation des soins, elles recommandent de s'assurer du confort global des personnes âgées en étant créatif au travail, et en favorisant de meilleurs contacts avec les bénéficiaires lors des activités de la vie quotidienne. Elles s'entendent pour dire que l'infantilisation et les brusqueries doivent cesser et que toutes doivent mieux comprendre les personnes âgées afin de mieux saisir leurs besoins pour mieux y répondre.

Finalement, les PAB ont constaté l'urgence de résoudre les conflits au fur et à mesure et d'aviser les supérieurs immédiats des mauvaises attitudes de certaines collègues. Plusieurs PAB se disent favorables à la délation face aux attitudes inadéquates sans pour autant être confortable avec cette pratique. Les PAB déclarent qu'il serait souhaitable de s'ajuster aux changements et de réfléchir sur les pratiques de soins en ne faisant pas subir aux bénéficiaires les problèmes du contexte organisationnel. Il faut plutôt chercher à sécuriser les bénéficiaires. Le tableau 7 fait état des principales recommandations des PAB.

Tableau 7

Recommandations des PAB pour l'amélioration de la qualité des soins

Principales recommandations des PAB concernant l'amélioration de la qualité des soins*	Ratio des sujets ayant exprimés clairement cette opinion
Mieux structurer le travail de tout le personnel et le temps alloué pour effectuer les tâches	6/10
Mieux structurer le travail pour réduire le stress des PAB effectuant des tâches auprès des bénéficiaires	6/10
Cesser les coupures dans le personnel	5/10
Établir de meilleures relations de travail sur les unités	5/10
Établir de meilleurs contacts avec les patients	5/10
Mieux répondre aux besoins de base	5/10

* Soulignons que ces recommandations ne touchent pas les appareils et les aides techniques requis pour effectuer le travail auprès des résidents. Ces recommandations visent toutefois la structure du travail, le processus des soins et les résultats face aux résidents

CHAPITRE V : ANALYSE CRITIQUE DES RÉSULTATS ET DISCUSSION

Ce dernier chapitre se veut une synthèse et une analyse critique des données recueillies. Nous proposons une lecture et une interprétation des résultats de notre recherche. Rappelons que nous avons comme objectif général de recherche de cerner l'opinion des PAB sur la qualité des soins en CHSLD. Nous regardons de près le contexte organisationnel en CHSLD de même que le climat de travail sur les unités de soins. Une attention particulière est portée à la qualité des soins, aux relations interpersonnelles, aux attitudes et aux comportements des PAB envers les personnes âgées. Différents constats émanant de nos travaux sont présentés et certains enjeux sont nommés à chaque section de ce chapitre. Nous désirons que cette analyse des résultats se fasse en continuité évidente avec le contenu développé au chapitre I et lors de la théorisation faite au chapitre II. Nous structurons et interprétons la parole des PAB, moins en fonction d'une vision éthique extérieure à leur expérience qu'en fonction de leur expérience clinique en CHSLD.

5.1   Le contexte organisationnel rigide en CHSLD

> *« Ce n'est pas un lit que le CHSLD comble, c'est une*
> *personne qu'il accueille » Bernard Fournelle, 2001.*

Nos données apportent un éclairage permettant de conclure, dans un premier temps, qu'il y a une forte convergence des propos des PAB rencontrées quant au contexte organisationnel aride et porteur de frustrations multiples. Ce contexte de travail devient un frein important à la réalisation du mandat et de la fonction des CHSLD (voir l'article 83 de la LSSS) qui est d'assurer une assistance de qualité aux personnes qui résident à l'intérieur de leurs murs. Lorsque les PAB scandent que le manque de temps, la surcharge de travail, le matériel inadéquat et insuffisant, la rapidité d'exécution des tâches des PAB et le ratio de personnel à son minimum (1 :20 de jour, 1 :27 de soir) rendent la démarche qualité plutôt difficile voire sérieusement compromise. Il faut recevoir attentivement ce message et constater que l'organisation du travail et la structure du 24 heures sont à réviser. Il est permis de croire que cette réalité se situe à l'échelle provinciale. L'actuelle programmation du quotidien crée des bouchons de travail qui pressent le personnel. Tout en voulant plaire aux familles[84] et aux

---

[84] Le personnel PAB que nous rencontrons lors des formations que nous offrons en CHSLD partout au Québec nous confie que plusieurs familles sont omniprésentes sur les unités de soins et que plus elles en demandent aux responsables d'unités, plus elles en obtiennent. Certains bénéficiaires reçoivent donc beaucoup plus d'attention

bénéficiaires, il est difficile pour certaines organisations CHSLD de pouvoir lever tous les résidents à la même heure et/ou de les installer à la cafétéria pour 8 :00 heure. Nos résultats nous amène à nous questionner sur la répartition du personnel PAB à différents moments de la journée selon la tâche à effectuer. Est-il obligatoire que tous les résidents déjeunent à la même heure ou reçoivent les soins corporaux à heure fixe? Il y a lieu de se questionner sur la faisabilité d'offrir les soins de base à un nombre souvent très élevé de personnes à des heures programmées en fonction de s'harmoniser avec les services alimentaires, les services de salubrité, les services de pastorale, de loisirs et d'animation.

La structure même du travail, une dimension relevée par Donabedian (1980), semble encore difficile et contraignante en CHSLD. Il relève des CHSLD d'offrir une constituante organisationnelle adaptée aux résidents afin de répondre à leurs besoins. Le nombre de PAB doit être mieux réparti et suffisant à l'heure des repas, au moment des soins d'hygiène et lors des tâches inscrites au plan de travail. Le plan de travail du personnel lui indique le déroulement de chacune de ses tâches sur son quart de travail. Tout est minuté en fonction des indications au SICHEL[85]. En effet, la programmation actuelle des levers en série des bénéficiaires et des temps de repas soumis au chronomètre provoque un essoufflement et des bouchons de travail pour le personnel qui au *«coup du sifflet»*, doit lever, laver, installer, et aider les clientèles à s'alimenter dans un laps de temps très court. Cette situation dénoncée par les PAB ayant participé à l'étude ne peut que nous faire réfléchir sur le sort actuel et futur des personnes âgées en CHSLD. Il y a une certaine folie à vouloir tout programmer d'une façon systématique en ne respectant pas nécessairement les désirs, les particularités et le rythme des résidents. De plus, il apparaît clair que les résidents (surtout ceux lucides) doivent cesser de devoir s'adapter à une programmation pré-établie et plutôt recevoir des soins et des services en fonction de leurs antécédents, de leurs goûts, de leurs désirs et de leurs préférences (ex : dîner léger à 14 :00 l'été, toilette partielle de soir l'hiver, se coucher vers 11 :00 le soir) malgré un contexte de vie en communauté.

---

que d'autres selon les indications des responsables d'unités. Des frictions s'installent parfois entre les familles, les PAB les responsables des loisirs et même entre certaines familles et certains bénéficiaires sur le type d'aide technique à utiliser, le moment des repas et des soins d'hygiène.

[85] Le SICHEL est un logiciel qui sert à inscrire les données relatives à l'état global des bénéficiaires. À chaque jour, les infirmières autorisées inscrivent des données qui servent à mettre à jour le plan d'intervention individualisé (PII) pour chaque bénéficiaire. Par la suite, les PAB se voient donner un plan de travail en fonction des besoins du bénéficiaire. Plus le bénéficiaire est hypothéqué, plus il y a de tâches à effectuer par un personnel souvent limité en nombre.

83

«Des fois, ça me choque parce qu'on rentre dans une chambre, ils ont encore les deux yeux collés, ils se retrouvent dans une chaise roulante pliante, habillés et prêts à aller déjeuner puis ils ne savent même pas ce qui s'est passé. Tu as tant de temps le matin pour les lever». PAB 8

La structure de travail actuelle ne semble pas favorable à la dispensation de soins et de relations interpersonnelles de qualité. Les PAB ont affirmé devoir être très efficaces et très rapides pour arriver dans le temps alloué à chacune de leur tâche. Les participantes ont mentionné que certaines réussissent mais que d'autres sont débordées. Certes, certaines PAB sont peut-être plus lentes ou plus perfectionnistes, mais il y a une limite à la rapidité d'exécution[86]. Il y a lieu de se questionner sur la somme de travail qu'une personne peut accomplir en peu de temps sans ressentir d'effets sur sa santé physique et mentale ainsi que sur sa sécurité au travail. Comme nous l'avons mentionné à la section 2.1, les conditions favorisant la qualité des soins doivent inclure un contexte organisationnel perméable à l'élaboration d'une structure de travail adéquate. Dans une perspective fonctionnaliste, l'équilibre du système social n'est peut être pas menacé par le présent contexte organisationnel, par contre, un redressement de la situation s'impose pour éviter un futur déséquilibre avec l'arrivée en CHSLD de personnes de plus en plus démunies et hypothéquées[87].

Qu'en est-il du droit à l'autonomatisation[88] et à l'autodétermination[89] des citoyens âgés à part entière ? Le réseau des CHSLD est complexe, spécialisé et ultra structuré en plus d'être réglementé et tributaire d'une programmation qui rappelle le milieu industriel par son travail en série. C'est le bénéficiaire des soins qui écope et qui paye la note dans ce contexte rigide de travail.

---

[86] L'essoufflement des intervenants est, entre autres, expliqué par l'alourdissement de la clientèle, par la diminution de la durée de séjour des résidants et par le manque de personnel surtout le soir, la nuit et la fin de semaine. MSSS (2004).*Un milieu de vie de qualité pour les personnes hébergées en CHSLD :Visites d'appréciation de la qualité des services.* p.49
[87] L'hébergement en milieu de vie substitut est de plus en plus réservé aux personnes qui présentent des pathologies complexes, des incapacités motrices et sensorielles importantes souvent associées à des problèmes d'ordre cognitif majeurs, mais cet hébergement institutionnel demeure malgré tout le lieu de résidence au sein duquel il fait bon vivre. MSSS (2003).«*Un milieu de vie de qualité pour les personnes hébergées en CHSLD : Orientations ministérielles*».

[88] L'autonomisation se veut la capacité des personnes (dans ce cas ci, des personnes âgées) de prendre le contrôle de leur destinée, de faire des choix et d'avoir un pouvoir individuel voire collectif sur le respect de leur intégrité. Le terme «empowerment» est souvent utilisé en travail social pour déterminer l'autonomatisation. Carette (1991). *Manuel de gérontologie sociale 1.* Éditions Gaëtan Morin.

84

Les résidents ne sont peut-être pas autant au centre des préoccupations que le laisse croire le discours politique qui se veut rassurer l'opinion publique et l'électorat. Les personnes âgées sont-elles à la merci des structures organisationnelles dans lesquelles elles vivent sans pour autant avoir un droit de parole afin de pouvoir influencer le changement ? Plusieurs CHSLD au Québec, qui implantent le concept du milieu de vie depuis 2001, ont révisé partiellement ou complètement, non sans heurts et résistances[90] du personnel et des syndicats, leur contexte organisationnel afin d'éliminer les bouchons de travail pour les PAB et de mieux répartir les tâches du personnel durant la journée. Éviter l'épuisement des PAB, l'absentéisme au travail et la surcharge de travail devient une priorité organisationnelle dans plusieurs CHSLD. Lors de ces travaux d'implantation du milieu de vie[91] et de la révision du contexte organisationnel, certains bains se donnent maintenant en après-midi, en soirée ou la nuit[92]. Les heures des levers sont modifiées pour satisfaire les bénéficiaires lucides.

De plus, certains bénéficiaires confus et déments déjeunent vers 10 :00 et d'autres bénéficiaires ont des activités spécifiques et planifiées sur les unités en avant-midi, en après-midi[93] ou en soirée avec l'aide du personnel en place. Chaque bénéficiaire fait l'objet d'un plan d'intervention individualisé (PII) qui s'avère plus global (et plus psychosocial) qu'un plan de soins (PS)[94] et qui est conçu à partir de son histoire de vie[95], avec lui ou avec son

---

[89] Selon les orientations ministérielles de 2003 p.4 «Toute personne hébergée à droit à un milieu de vie qui respecte son identité, sa dignité et son intimité, qui assure sa sécurité et son confort, qui lui permette de donner un sens à sa vie et d'exercer sa capacité d'autodétermination».
[90] Selon notre expertise comme responsable de l'implantation du milieu dans de nombreux CHSLD depuis 2002, les résistances à l'implantation du milieu de vie en CHSLD proviennent tant du personnel PAB, des infirmières que de certains cadres et représentants syndicaux.
[91] Les travaux d'implantation du milieu de vie se font sur une période de deux à cinq ans à l'aide d'un comité milieu de vie qui met en chantier des travaux de révision du contexte organisationnel.
[92] Nous citons l'exemple du CHSLD du Haut-St-Laurent de Valleyfield qui a révisé sa programmation afin de faire éclater des bouchons qui pressaient le personnel et qui exigeaient une trop grande rapidité d'exécution.
[93] Nous effectuons actuellement une tournée provinciale de formation en CHSLD (janvier à juin 2006) en association avec la Fédération québécoise du Loisir en institution (FQLI) afin de créer un rapprochement entre les soins infirmiers et les loisirs en institution. Les soins et les loisirs sont actuellement planifiés en silo et la communication entre ces deux composantes organisationnelles sont souvent difficile. La culture de soin est confrontée à la culture du loisir mais les orientations ministérielles (MSSS, 2003) proposent qu'il y ait plus de loisir sur les unités de soins à l'aide du personnel soignant apprend à participer à des capsules de loisirs de 5 à 10 minutes. Les activités dirigées sont populaires auprès du personnel qui y participe activement.
[94] L'appellation «Plan d'intervention individualisé» PII date du début des années 2000. Elle est venue remplacer l'appellation «Plan de soins» qui se voulait à connotation plus médicale et plus nursing. Le «Plan d'intervention individuel» se veut plus global et propice à l'introduction de la dimension relationnelle au plan de travail. En général, pour la majorité des centres visités lors des visites d'appréciation de la qualité du MSSS (2004), le plan d'intervention individualisé semble davantage correspondre à un plan de soins et de services médicaux dans lequel ne sont pas toujours intégrées les dimensions psychosociales du résidant en lien avec ses habitudes de vie.
[95] L'histoire de vie de la personne âgée en CHSLD est recueillie dès l'admission afin de mieux connaître les antécédents de cette personne. Les désirs, les goûts, les fleurs préférées, l'occupation de travail et autres

répondant (famille, proches). Ce PII est révisé au 6 mois et fait l'objet d'ajustements constants en fonction des modifications de l'état général de la personne.

Il y a donc de l'espoir face à la révision de la programmation en CHSLD afin d'améliorer la qualité des soins aux résidents à l'aide d'un bon encadrement des infirmières. Le personnel infirmier doit aviser les PAB des particularités de chaque résident lors des réunions et il doit s'assurer que chaque résident apte et lucide soit consulté pour son bien-être. Les PAB doivent également s'attendre à voir leur horaire de travail modifié et être plus mobile à l'intérieur du CHSLD (ex : travailler sur 1 à 3 unités de soins dans la même journée selon le moment et selon la tâche à effectuer). La priorité doit toujours être les résidents. Tout le quotidien devient programmé en fonction de ces derniers. Les PAB rencontrées ont manifesté le besoin d'un changement organisationnel.

Certes, les participantes à l'étude recommandent d'urgence la révision du contexte organisationnel. Par contre, il y a lieu de penser qu'il y a des résistances chez certaines PAB qui doivent adhérer à de nouveaux plans de travail et à effectuer des modifications à leurs pratiques cliniques. Notre expérience auprès du personnel PAB nous amène à constater beaucoup de résistance de ces dernières face à l'idée d'œuvrer sur plusieurs unités dans la même journée afin de casser les bouchons[96]. Nous croyons qu'une recherche ultérieure à la nôtre pourrait se pencher sur l'évaluation de l'impact de la révision du contexte organisationnel sur les attitudes et les comportements des PAB à l'égard des bénéficiaires en CHSLD. La qualité des soins ne se verra pas optimalisée sans une révision de l'organisation de travail[97]. Cette révision peut prendre plusieurs mois avant d'être acceptée par les différents acteurs cliniques d'où l'importance de la ténacité de tous. Les habitudes de travail sont souvent ancrées depuis longtemps, le changement déstabilise et crée une turbulence car il touche tous les titres d'emploi.

---

informations pertinentes sont recueillies, formatées et inscrites sur un carton 8X½ par 6 pouces qui est installé au poste infirmier et/ou dans la partie supérieure de l'intérieur de la porte de chambre de la personne âgée résidente.

[96] Nous entendons par bouchons, des moments de la journée tels les levers, les bains ou l'aide à l'alimentation qui mobilisent plusieurs PAB à la fois. Sur certaines unités, les bouchons arrivent à des moments différents. La révision de la programmation dans le contexte de travail amène donc certaines PAB à prêter main forte à des collègues à des moments planifiés par l'infirmière responsable de l'unité.

[97] Même si l'établissement a la volonté de tenir compte de l'opinion de la personne, une organisation du travail trop rigide, qui manque de souplesse, ne semble pas permettre d'actualiser la personnalisation de la demande.

Comme enjeu de société, nous croyons qu'il est essentiel d'implanter le concept milieu de vie dans tous les CHSLD du Québec. Sans vouloir faire un plaidoyer et donner trop de place au concept du milieu de vie, il faut admettre que les travaux entrepris par plusieurs CHSLD au niveau de leur programmation, portent fruit et facilitent le travail des PAB. Ces dernières peuvent mieux respirer et par conséquent, offrir plus de temps de qualité auprès des résidents. En mai 2005, nous avons discuté avec le Ministre Couillard [98] qui nous a fait part de son intention de repositionner le rôle des CHSLD et la fonction de l'hébergement en CHSLD des personnes qui en ont le plus besoin, c'est-à-dire les plus démunies financièrement et cognitivement. Soulignons que dès 2003, le MSSS [99] annonçait un rehaussement du nombre d'heures de soins plutôt que l'accroissement du nombre de places en CHSLD, sauf dans les cas exceptionnels où celui-ci est insuffisant. De plus, avec l'annonce du MSSS (2005) de la réduction de places en CHSLD [100], on peut se questionner sur la volonté actuelle et future de certains CHSLD de réviser leur contexte organisationnel (programmation) dans un milieu de vie qui sera réservé aux personnes âgées très pauvres et lourdement hypothéquées. Les directions générales des CHSLD ont-elles un plan d'action pour face à cette réduction de places ? Le dernier plan d'action du MSSS (2005) peut sembler jeter une douche froide aux CHSLD et les paralyser dans leur intention de revoir leur programmation. Par contre, le défi de société et l'enjeu de demain demeurent d'offrir des soins de qualité dans un contexte de travail sain et humain tant en CHSLD qu'en résidence intermédiaire et en résidence de type familiale. Nous sentons que la pression sera très forte pour le MSSS qui pourrait avoir le réflexe de déplacer cette pression sur les CHSLD et renforçant leur imputabilité. Les CHSLD pourraient être tentés de déplacer leur imputabilité sur le personnel soignant PAB.

Un milieu de vie de qualité pour les personnes hébergées en CHSLD : Visites d'appréciation de la qualité des services. p. 21.

[98] Le 13 mai 2005, nous avons discuté pendant 90 minutes avec le Ministre de la Santé et des Services sociaux de l'avenir des auxiliaires familiales et sociales en CLSC. Pendant cette rencontre, le ministre Philippe Couillard nous a présenté (nous étions quatre) son plan d'action 2005-2010 visant à relever le défi de demain pour les CHSLD. Les CHSLD devront encore une fois vivre une adaptation à une nouvelle cartographie de la clientèle et à une répartition différente des personnes admises en CHSLD.

[99] Le volet sur les conditions d'évolution des services aux personnes âgées en perte d'autonomie annonce les orientations ministérielles du MSSS. Ministère de la Santé et des Services sociaux (2003). *Un milieu de vie de qualité pour les personnes hébergées en CHSLD : Orientations ministérielles.* p.45

[100] Le tout dernier plan d'action du MSSS prévoit un gel du nombre de places en CHSLD voire même une baisse à moins de 4% de la population âgée et un recours croissant aux ressources intermédiaires (RI) (plus de 10 bénéficiaires dans un immeuble appartenant à une personne où à un groupe de personnes du secteur privé) et aux ressources de type familial (RTF) (moins de 10 bénéficiaires par lieu de résidence).

En conclusion, l'impact de la réduction de places en CHSLD combiné avec un personnel réduit au minimum aux prises avec des personnes lourdement affectées tant au plan cognitif que physiologique ne peut que nous amener à souhaiter une créativité des administrateurs et des spécialistes des soins infirmiers dans un système de santé en mutation. Les impacts d'une redistribution de la clientèle en CHSLD, en RI et en RTF seront, nous le souhaitons, positifs et garants d'une bonne qualité des soins, d'un contexte de travail révisé et d'une programmation adaptée[101] par type de clientèle afin d'aider les PAB dans leur fonction.

5.2   Le climat de travail tendu en CHSLD

Comme nous l'avons souligné à la section 2.3.1, Donabedian (1980) mentionne que la structure du travail (input) et le processus de la dispensation des soins affecte les résultats (output) sur les clientèles. Nous constatons que les PAB sont également affectées par la structure du travail et ce qu'elles voient comme dispensation des soins par leurs collègues. Le malaise et la sensibilité à l'atmosphère de travail, tel qu'indiqués par les PAB, ont un effet néfaste sur les relations interpersonnelles entre le personnel. Nous estimons donc que le contexte de travail a un impact mesurable sur le climat de travail entre les PAB D'ailleurs, les participantes rencontrées se sont toutes exprimées face au climat de travail tendu en CHSLD. Cohabitation difficile avec des collèges solitaires et individualistes, motivation inégale, étincelles, tension sur les unités, paresse, sabotage du travail, agressivité entre PAB, chicanes ouvertes, impatience, envie, jalousie, racisme, et haine ont été soulevés par plusieurs PAB rencontrées. Les PAB affirment que l'impatience et les brusqueries découlent du climat de travail tendu. Cette convergence dans les propos soulève un enjeu important à savoir : comment conserver de bonnes attitudes au travail dans un climat de travail sans entraide et sans collaboration continuelle entre les PAB ? À quand de meilleures relations interpersonnelles sur les unités de soins ?

Déjà que le contexte de travail en essouffle plusieurs, le climat de travail malsain et tendu n'aide en rien. Le manque de ressources ajouté aux retards et à l'absentéisme crée une pression supplémentaire sur le personnel PAB qui dit vivre une surcharge au travail. Plus les énergies des PAB sont utilisées pour alimenter des froids et dresser des barrières entre elles,

---

[101] Le regroupement des CHSLD et des CLSC de la Montérégie (2001) a fabriqué un document de travail faisant état d'une programmation par clientèle tant en CHSLD, qu'en RI et en RTF. Ce regroupement s'est fortement inspiré du document de l'ACCQ (1999) *«Mémoire- Pour les milieux de vie et de soins de qualité en CHSLD»*.

moins ces énergies servent à l'amélioration de la qualité de vie des bénéficiaires et à l'amélioration de la qualité des soins. La problématique de la qualité des soins ne repose pas entièrement sur le MSSS, sur l'organisation du travail ou sur le personnel soignant. Il semble y avoir un peu de tout et chacun doit prendre sa part de responsabilité tout en recherchant un redressement de la situation.

Nos discussions avec des centaines de PAB en formation depuis plus ou moins 19 années nous ont permis d'entendre ouvertement leur colère et leur frustration d'être traitées comme de simples exécutantes par plusieurs infirmières en plus de devoir travailler avec des collègues démotivées et irrespectueuses des tâches à effectuer. Les PAB en formation nous disent que très nombreux sont les irritants en CHSLD qui sont reliés à un climat de travail tendu. Il y a des écarts hiérarchiques importants et plusieurs infirmières ne considèrent pas les PAB comme des acteurs importants en milieu clinique. Selon les unités de travail et selon les infirmières et les préposées en place, l'harmonie et le travail en équipe sont présents ou absents. Notre expérience auprès des PAB nous a amené à entendre plusieurs d'entres elles en arriver à se définir comme des exécutantes sous-payées et mal considérées des supérieurs. Il y a lieu de se questionner sur l'engagement au travail de certaines PAB compte tenu de la définition qu'elles ont de leur rôle, leurs tâches et leurs fonctions. Une lourdeur du climat de travail peut s'expliquer par une charge de travail élevée, un engagement minime, une appartenance à l'équipe déficiente et une tâche plus ou moins valorisante. Soulignons que ce métier n'est pas perçu comme valorisant par la masse.

Cette situation dénoncée, à la fois par les participantes à la présente recherche et par ceux que nous côtoyons en formation, nous amène à nous questionner sur l'impact direct du climat de travail sur la qualité des soins en CHSLD. Certes, nous avons démontré que des efforts restent à faire au niveau du contexte organisationnel, mais force est d'admettre que le climat de travail tendu et dénoncé par les PAB doit être source de changement. Une révision du partage du pouvoir entre les professionnelles et les non-professionnelles est une piste à envisager afin de créer un rapprochement entre les titres d'emploi et à l'intérieur de chaque titre d'emploi.

Dans une perspective fonctionnaliste, l'équilibre du travail est menacé par des conflits non résolus qui perdurent ou des tensions qui ne s'amoindrissent pas. Les PAB peuvent s'éloigner de leur fonction première d'assister la personne âgée dans la recherche du confort et de la réponse à ses besoins si le climat de travail est tendu. La dispensation des soins peut s'en ressentir et la négligence de même que les brusqueries peuvent s'installer sous la tension et la pression. Il y a toujours un danger que des comportements déviants et la maltraitance peuvent occasionnellement venir colorer les pratiques de soin des PAB.

À ce niveau, l'équilibre de travail nous apparaît menacé et un redressement de la situation est nécessaire, voire urgent, afin de s'éloigner de pratiques douteuses envers les bénéficiaires. Nous voyons ici, comme enjeu de taille, un redressement de la situation à l'interne à l'aide soit de médiateurs ou de cours ateliers de ventilation des frustrations et des tensions[102] dans le but de résoudre et/ou de prévenir des conflits et des situations anxiogènes. De plus, la recherche du bien-être au travail du personnel doit être une des préoccupations de l'employeur. Tout au moins, il doit donner à son personnel, tous les outils en sa possession pour favoriser un bon climat de travail dans un bon contexte de travail[103].

Les conditions d'un travail stimulant sont qu'il ait du sens, qu'il soit bien récompensé, équitable, socialement valorisant et absent de conflits non résolus (Morin, 1996). L'employeur a une part de responsabilité face au climat de travail, mais il ne peut cependant pas faire ce qui est en dehors de son pouvoir, à savoir faire en sorte que tout le personnel se responsabilise dans la qualité des relations interpersonnelles et dans la recherche du meilleur climat de travail. Les liens affectifs dans un groupe sont basés sur la qualité des interactions de chacun des membres du groupe (Morin, 1996). L'enjeu des prochaines années est de

---

[102] Il devient extrêmement important de crever l'abcès qui existe sur plusieurs unités de soins de la majorité des CHSLD. Il devient très difficile d'opter pour un discours milieu de vie et une démarche de qualité des soins quand le personnel est à couteau tiré. Les bonnes relations interpersonnelles entre les collègues de travail sont garantes d'une entraide naturelle et de l'échange de trucs afin de permettre la meilleure qualité de vie possible aux bénéficiaires qui résident en CHSLD. Le défi est grand et la direction de chaque CHSLD doit tout mettre en œuvre pour améliorer les relations au travail par des ateliers de réflexion sur les compétences relationnelles et par un bon leadership infirmier.

[103] «L'obligation de s'assujettir au temps supplémentaire, surtout le soir, la nuit et la fin de semaine et durant les vacances influence la qualité et la continuité des services». Ces conditions de travail peuvent s'avérer exténuantes et propices à l'épuisement professionnel. Tiré du document du MSSS (2004). *Un milieu de vie de qualité pour les personnes hébergées en CHSLD : Visites d'appréciation de la qualité des services.* p.50.

travailler à ce que les relations interpersonnelles soient optimisées et qu'elles convergent vers l'harmonie plutôt que vers la zizanie. Nous demeurons sceptiques face à la capacité du personnel PAB de tendre vers une harmonie au travail s'il n'y a pas une réelle motivation de leur part et si elles ne voient pas tous les bénéfices à régler les conflits. La lourdeur actuelle des relations interpersonnelles soulevée par les PAB est inquiétante car elle nuit directement à la qualité des soins en CHSLD. Certes, la lourdeur du travail y est certainement pour quelque chose mais nous croyons également que la personnalité des PAB est à considérer dans le climat de travail tendu. Les préposées rencontrées ont d'ailleurs mentionné que lorsque la chimie est bonne entre le personnel, le climat de travail est plus satisfaisant. En fait, il est difficile de croire que seule la surcharge de travail affecte le climat de travail. À cet effet, Morin (1996) fait remarquer que les traits de personnalité et la représentation mentale du travail à effectuer déterminent l'attitude au travail. De plus, Morin (1996) ajoute que la motivation au travail est liée à la satisfaction face à la tâche, au climat de travail et à la performance individuelle.

L'engagement, l'implication et la responsabilisation du personnel passe par la zone de confort que ce dernier éprouve au travail et le ressenti émotionnel (Morin, 1996). À la lumière des propos des PAB rencontrées, le climat de travail peut être fragile et porteur de démotivation et de baisse de rendement. Selon Lemieux (1994), des problèmes personnels[104] et de personnalité ont un effet néfaste sur le climat de travail.

Notre expérience auprès des PAB en CHSLD nous amène à constater que plusieurs sont exaspérées de voir les inégalités dans le rythme de travail de certaines collègues. Pendant que l'une s'occupe de deux à trois bénéficiaires, l'autre a le temps de s'occuper de sept à huit personnes. Une irritation s'installe et des conflits ouverts émergent ou encore des froids meublent l'atmosphère. Il y a lieu de croire que les personnes âgées vulnérables et dépendantes peuvent écoper de l'engagement inégal des PAB en CHSLD qui résulte en un climat de tension entre le personnel. Les bénéficiaires sont pris en otage. Le climat au travail doit être assuré non seulement par les acteurs cliniques incluant les PAB qui doivent se

---

[104] Des problèmes personnels tels le manque de jugement dans certaines décisions, la méfiance dans les relations, la présence d'une humeur dépressive, une situation de divorce ou de séparation, et le besoin constant de l'attention des autres sont des éléments à considérer lors de l'évaluation des interactions entre individus. Lemieux (1994), «La gestion des «employés-problèmes» : classement des comportements problématiques selon la perception des gestionnaires», mémoire de maîtrise inédit, Montréal, École des HEC.

responsabiliser mais également par un leadership infirmier[105] solide qui mise sur le travail en équipe en expliquant au personnel les bienfaits et les avantages de l'entraide et de la collaboration. Le leadership infirmier doit mettre l'emphase à la fois sur l'encadrement de la tâche de PAB, sur le climat de travail et sur la réalité socio-affective et émotionnelle du personnel en milieu clinique. Les PAB n'ont pas émis de propos face au rôle-clé du leadership infirmier dans un climat de travail favorable à la qualité des soins. Peut-être ne voient-elles pas l'importance du leadership des infirmières où sont-elles en réaction à la hiérarchie [106]? Les PAB n'ont pas eu le réflexe de réclamer un meilleur leadership infirmier possiblement parce que le terme leadership est associé à tort à la discipline excessive.

Dans une perspective fonctionnaliste, la direction générale doit faire en sorte que chaque infirmière responsable d'unité s'assure que les infirmières cliniciennes assument un leadership de qualité afin que l'ordre et le climat de travail soient les meilleurs possibles. Dans la même veine, une des fonctions des infirmières est de montrer l'exemple, et non de faire la morale aux PAB, au niveau des attitudes et des comportements souhaitables. Les infirmières responsables des unités doivent rencontrer au besoin, le personnel PAB et infirmières auxiliaires qui déroge aux attitudes et des comportements préconisés au travail.

Nos nombreuses discussions avec plusieurs infirmières en CHSLD nous amènent à croire , tout comme Morin (1996), qu'une hiérarchie verticale[107] en contraste avec une hiérarchie horizontale[108] nourrit des frictions entre les différents titres d'emploi et un possible sabotage de la tâche si le climat de travail est tendu . C'est-à-dire que la hiérarchie verticale donne un pouvoir et un risque d'abus de pouvoir aux infirmières face au personnel qui peut affecter les rapports humains si ce pouvoir est utilisé pour contrôler le personnel PAB ou le faire sentir simple exécutant.

---

[105] Nous formons régulièrement des infirmières sur le leadership infirmier en CHSLD. Elles nous avouent ne pas avoir eu de trucs sur cet aspect de leur travail lors de leur formation collégiale ou universitaire. Elles se sentent donc très démunies et maladroites face à la gestion des conflits et n'aiment pas rencontrer les PAB pour agir soit comme médiatrices ou agentes de changement pour faire appliquer le code d'éthique.
[106] L'ADRLSSSS de la Montérégie prévoit offrir une formation dans les CHSLD sur le leadership infirmier dès l'automne 2005. Cette formation a été mise sur pied suite à l'expression des besoins des membres du comité de coordination pour l'implantation du milieu de vie dans les CHSLD de la Montérégie.
[107] Nous entendons par hiérarchie verticale le modèle de gestion autocratique et souvent rigide envers le personnel préconisé en soins infirmiers durant la période couvrant de 1875 à 1982. Jacquerey (2001).
[108] Une hiérarchie horizontale s'installe lorsque tous se responsabilisent dans leurs rôles et fonctions et que le respect des rôles et fonctions des autres membres du personnel est manifeste au travail.

En conclusion, une employée PAB mécontente au travail peut saboter son plan de travail, être sur les dents, rechercher le pouvoir, s'écraser ou former des clans avec des personnes partageant son mécontentement, sa frustration et sa démotivation. Il nous est permis de croire que la qualité des soins et les approches relationnelles peuvent en souffrir considérablement, se voir compromises et s'éloigner de la priorité de la PAB. Il faut davantage rencontrer le personnel PAB, infirmière auxiliaire ou infirmière qui terni le climat de travail et s'assurer que s'opèrent les modifications de comportements souhaitables. Il est impossible de tendre vers un milieu de vie en CHSLD et une excellente qualité des soins si le contexte organisationnel est menottant et si le climat de travail est envenimé. L'enjeu actuel est que ces deux éléments fassent l'objet d'une attention particulière des équipes de gestion, de la direction et de chacun des membres du personnel dans la recherche de la qualité des soins.

5.3   La qualité des soins des PAB et le recours aux agences privées

Le résident vit où le personnel travaille alors que le personnel devrait travailler où le résident vit. (une intervenant anonyme)

Selon les dires des PAB rencontrées, le contexte organisationnel rigide et le climat de travail tendu en CHSLD ont des impacts négatifs sur la qualité des soins. Soulignons cependant que les PAB mentionnent que **globalement, les soins sont bons** mais elles disent qu'il y a place à l'amélioration sur les unités de soins. De ce fait, elles rejoignent les résultats des travaux de Bravo et al. (1997) qui a évalué la qualité des soins dispensés à une centaine de résidents en CHSLD. Cependant, nous trouvons très inquiétant d'entendre les PAB parler d'inégalités dans le processus de dispensation des soins.

Dans une perspective fonctionnaliste, certaines valeurs et normes doivent servir à définir le concept de la qualité. Des valeurs de référence doivent circonscrire la qualité des soins afin d'éviter la tolérance des comportements déviants et anormaux du personnel PAB en CHSLD. Nous croyons que tout glissement vers des inégalités dans la dispensation des soins et des pratiques douteuses doit faire l'objet d'un examen sérieux par la direction générale et la direction des soins infirmiers des CHSLD concernés. Il en va de la fonction de l'établissement d'intervenir face à des pratiques hors normes et allant à l'encontre des paramètres de la qualité des soins fixés par cet établissement CHSLD. Avec la fusion des établissements (CLSC, CHSLD et CH) convertis en centres de santé et de services sociaux

(CSSS) de 2005, les administrateurs et les cadres ont-ils le temps d'assurer une vigilance face à la dispensation des soins et des services ? Au fait, à part les commissaires locaux à la qualité, qui assume présentement le rôle de garde-fou de la qualité des soins dans un contexte de fusion où les cultures organisationnelles se confrontent et les changements de chaise se multiplient ? Qui mesure la qualité de l'aspect technique et relationnel des soins ?

Les PAB rencontrées mettent unanimement une grande emphase sur l'aspect technique des soins en associant la bonne qualité à la réussite du bain, de la toilette partielle ou de n'importe quelle tâche reliée au corps. Nous ne sommes pas si étonnés que les PAB associent techniques de soin à qualité des soins car cette dimension du travail est privilégiée à l'intérieur des différents programmes de formation qui leurs sont dispensés[109]. Or, le travail de PAB ne se limite pas strictement aux techniques de travail mentionnées à la section 1.2.1. (lire les soins globaux, les déplacements et les transferts des bénéficiaires, l'aide à l'alimentation, les tournées de changement de culottes d'incontinence, etc).

Toutefois, il nous apparaît tout à fait plausible que les PAB se laissent convaincre par des collègues PAB, des familles, des bénévoles, par les infirmières et même par leur entourage, que leur travail se limite à l'exécution de tâches précises annoncées au plan de travail. Cela expliquerait que les PAB se définissent principalement en terme de simples exécutantes de techniques de travail. Il y aura lieu d'effectuer un sondage ou une étude qualitative sur l'opinion des PAB, des familles et des infirmières sur le rôle et les tâches des PAB en CHSLD. Il y a ici un défi de faire en sorte que les PAB se perçoivent et soient perçues autrement que comme des exécutantes laissant le rôle de la relation aux infirmières auxiliaires et aux infirmières. La PAB 5 disait à cet effet « la relève n'est pas forte pour les PAB, personne ne veut plus faire carrière dans ce genre de métier. Ce n'est plus un travail très valorisant pour les jeunes». Nous croyons qu'il y a effectivement lieu de se questionner sur la visibilité du métier de PAB et sur la représentation sociale de ce travail principalement médiatisé comme stressant et associé aux abus et à la maltraitance.

---

[109] Certaines écoles privées pour PAB offrent un cours de 130 heures (50 heures théoriques et 80 heures de stage). D'autres écoles privées offrent une formation de 300 heures et le réseau public offre un diplôme d'études professionnelles DEP de 630 heures du MEQ. Tous ces programmes sont axés davantage sur l'aspect technique même si des efforts récents sont faits pour enseigner les compétences relationnelles et éthiques.

Sans rechercher la qualité parfaite, le soin parfait et l'approche idéale, ce qui nous apparaît d'ailleurs difficile[110], nous sommes d'accord avec Brunelle (1993) sur la nécessité que la qualité demeure un enjeu de société et une valeur distincte acceptée par la majorité. Il faut cependant s'entendre sur la valeur de référence de la qualité des soins. Les PAB, les professionnelles, les cadres et les administrateurs se doivent de faire converger tous leurs efforts vers la recherche du respect des bénéficiaires et de la dignité à tous points de vue. Que la personne âgée soit lucide, confuse, grabataire, alitée ou mourante, elle demeure une personne à part entière qui a droit des standards de qualité et à des soins techniques de qualité accompagnés d'une approche affectueuse et positive sans maternage, rigidité, contrôle brusqueries, négligence ou encore infantilisation.

La direction des soins infirmiers doit, par conséquent, s'assurer que les standards de qualité soient très clairs tant pour les PAB régulières qu'occasionnelles ou provenant des agences privées. Ces standards de qualité existent mais sont-ils appliqués dans tous les CHSLD ? Les pratiques de soins (ex : changement de culotte plastifiée, soins des pieds, toilette partielle, hygiène buccale et approche relationnelle à la clientèle) doivent être mesurées et évaluées afin de conserver des standards de qualité et apporter les correctifs au besoin[111]. Des aspects des soins tels le contact, le respect de l'intimité, les propos utilisés lors des soins, le langage corporel, l'utilisation du mime avec les personnes confuses et démentes, le toucher thérapeutique, l'humour et le vouvoiement peuvent faire l'objet d'un suivi clinique quotidien au poste infirmier par les infirmières qui doivent nécessairement donner l'exemple dans leurs pratiques de soin. Une grille d'appréciation de la qualité des soins et des approches aux bénéficiaires nous apparaît un outil essentiel pour le suivi clinique[112].

---

[110] Il faut faire attention d'être trop exigeant et de devenir intransigeant face à la recherche de la qualité totale dans la démarche qualité. Il faut plutôt chercher à définir le plus clairement possible la qualité désirée et les standards de cette qualité selon le concept de l'international standard organisation (ISO).

[111] «Les aînés s'attendent à ce que les services qui leur sont offerts, peu importe le milieu de prestation et le dispensateur concerné, répondent à des standards de pratique reconnus». Tiré du document du MSSS (2005). «Les services aux aînés en perte d'autonomie :Un défi de solidarité pour un plan d'action 2005-2010». p. 10

[112] Le MSSS (2004) propose une grille d'appréciation de la situation en regard de la mise en œuvre d'un milieu de vie de qualité. À l'annexe 2, la partie 2 concerne le groupe d'employés représentant l'ensemble des titres d'emploi. La section 1.5 questionne sur le respect et la dignité. La section 2.1 s'intéresse aux services de base. La section 3.3 s'intéresse au code d'éthique et la section 3.9 fait état du rendement de l'employé. Cette grille pourrait être systématiquement utilisée dans les CHSLD afin de standardiser les pratiques et de favoriser l'émergence de nouvelles pratiques pour les PAB concernées. Tiré du document du MSSS (2004) ``Un milieu de vie de qualité pour les personnes hébergées en CHSLD :Visites d'appréciation de la qualité des services`` p. 109.

95

Il y a une nette convergence dans les propos des PAB rencontrées face à la moins bonne qualité des soins dispensés par le personnel des agences. Ce dernier est perçu comme moins efficace, moins connaissant, moins compétent et moins vaillant au travail. Les PAB des agences privées briseraient le rythme du travail du personnel régulier. Une sorte de clivage s'installe entre le personnel PAB régulier et le personnel d'agence en terme de dispensation de la qualité des soins. Le personnel dit vivre une irritation en présence du personnel des agences dans les unités de soins. Selon quelques PAB rencontrées, ce personnel n'est jamais le même[113]. Une participante nous a dit, lors de l'entrevue «le centre devrait engager toutes les étudiantes avant les personnes de l'agence». La parole de plusieurs PAB est un message clair voulant que la cohabitation avec du personnel manquant d'expertise personnelle et de connaissances soit un risque pour la garantie de la qualité des soins. Toutefois, rien ne garanti que le personnel régulier et occasionnel des CHSLD a une expertise et des connaissances meilleures que celles du personnel des agences. Le fait de travailler sur une unité de soin n'est pas garant des bonnes attitudes et des bonnes relations interpersonnelles à l'endroit des collègues et des bénéficiaires.

À notre avis, il faut être prudent face à ces résultats obtenus de certaines PAB. Tel qu'indiqué à la section 3.5, notre échantillon n'inclut pas de PAB provenant d'agences privées. La randomisation des sujets participant à l'étude a fait en sorte que les PAB rencontrées soient du personnel régulier à temps plein. Une inquiétude face à la privatisation des soins peut être la prémisse à de telles affirmations face au personnel des agences. Le personnel PAB des agences ne doit pas devenir le bouc émissaire de l'atteinte mitigée de la qualité des soins en CHSLD. Toutefois, il faut considérer que la presque totalité des PAB rencontrées dans 5 CHSLD différents a fait état d'une différence au niveau de la qualité des soins lorsque ceux-ci sont dispensés par du personnel d'agence. De plus, l'étude de Poulin, Bleau et Gineste (2004) nous permet de citer les propos d'une préposée qui avance que «l'arrivée massive des agences privées dans le centre provoque une détérioration des services». Il faut également se questionner à savoir si la dite détérioration des services se rapporte aux techniques de travail, aux approches relationnelles entre PAB, aux interactions avec la clientèle, à la vitesse

---

[113] «Le roulement du personnel et la présence d'employés venant d'agences privées sont considérables et affectent de façon importante la connaissance des besoins et des approches propres aux résidants, surtout pour ceux qui présentent des déficits cognitifs». Tiré du document du MSSS (2004). «Un milieu de vie de qualité pour les personnes hébergées en CHSLD : Visites d'appréciation de la qualité des services». p. 29.

d'exécution dans un contexte rigide ou encore aux écarts dans le rythme de travail et aux écarts de formation ou d'expérience.

Nous aurions eu avantage à approfondir cette question lors des entrevues avec les participantes rencontrées. Toutefois, notre expérience comme formateur[114] de PAB nous amène à croire la véracité des dires des participantes mais à proposer des nuances. Nous avons constaté que le personnel PAB régulier se plaint des PAB des agences privées qui n'entrent pas très rapidement dans la routine établie sur chaque unité de soins. N'étant souvent pas présent à chaque jour sur la même unité, il est difficile pour le personnel d'agence de saisir toutes les particularités de chaque unité et de chaque personne. Nous croyons que plusieurs PAB d'agences doivent s'adapter continuellement à de nouveaux milieux, de nouvelles équipes de travail ayant leurs habitudes et à des climats de travail qu'elles ne connaissent pas au début. Par contre, après quelques semaines au même endroit, il ne devrait pas y avoir d'écarts significatifs entre les PAB régulières et celles d'agences.

Il serait intéressant qu'une étude qualitative ultérieure puisse s'intéresser à l'écart entre la qualité des soins offerts par le personnel des agences et celle offerte par les PAB régulières. Il serait essentiel de définir sur quelles bases nous comparons ces PAB (technique, relation, comportement, rapidité, efficacité, performance, etc). Notons que de plus en plus de personnel des agences provient de différents pays (minorités «visibles») et que peu ou pas de formation de base n'est requise pour travailler pour des agences privées soit à domicile ou en CHSLD. Plusieurs ententes existent à Montréal et en Montérégie entre les Centres locaux d'emploi (CLE)[115] et certaines agences privées de PAB. Le CLE réfère de la clientèle de différentes ethnies[116] aux agences. Ces dernières forment parfois brièvement cette main-

---

[114] Entre 1986 et 1992, nous avons œuvré comme formateur des PAB dans le réseau public et dans le secteur privé à l'Académie Claudette Read à Longueuil (agence de formation et de placement). Nous étions également directeur de la formation sur mesure en CHSLD et nous supervisions des stages cliniques en CHSLD. Cette expérience nous a permis de constater de faibles écarts entre la compétence du personnel régulier et celui de l'agence. Toutefois, nous avons été témoins de l'intolérance de plusieurs PAB de CHSLD qui s'attendaient à ce que le nouveau personnel d'agence soit efficace et rapide comme eux dès le jour un.

[115] Les Centre locaux d'emploi ont le mandat de favoriser l'intégration en milieu de travail de personnes prestataires de l'assurance emploi (chômage) et de l'assistance emploi (aide sociale).
[116] Un CLE de Montréal n'a pu nous donner de chiffres exacts sur la provenance ethnique des personnes que les agents acheminent vers la formation de PAB et vers les agences de PAB. On nous a toutefois indiqué un fort contingent de personnes provenant d'Amérique du Sud, du Pérou, du El Salvador et de personnes d'origine africaine et haïtienne.

d'œuvre et l'achemine vers des CHSLD publics, privés conventionnés[117] ou privés autofinancés.

Il faut cependant faire attention de stigmatiser les PAB de provenance ethnoculturelle et leur imputer le blâme des soins de moins de qualité. Les PAB que nous avons rencontré n'ont d'ailleurs pas blâmé ouvertement les minorités ethnoculturelles visibles. Elles ont parlé de PAB d'agences sans plus. Dans les prochaines années, il sera intéressant de voir évoluer la proportion de PAB d'agences privées (qui reçoivent un salaire moindre) vs le personnel PAB régulier des CHSLD. Il y a là un enjeu de société au moment où l'actuel MSSS tisse des liens avec le secteur privé via le partenariat public et privé (PPP). On parle de sous-traitance dans le domaine de la Santé et des Services sociaux, ce qui n'est pas sans inquiéter le personnel PAB. Cela pourrait expliquer en partie la perception négative des PAB face au personnel des agences. En regard des propos des participantes, il serait inquiétant qu'un nombre plus élevé de PAB d'agence prennent d'assaut le travail des PAB.

En conclusion, selon les orientations ministérielles (2003)[118] et le dernier plan d'action 2005-2010 du MSSS, la préoccupation de la qualité des soins doit rester constante[119]. Dans le cas d'une population rendue plus vulnérable par la présence d'une ou de plusieurs incapacités, cette préoccupation doit être accrue et porter tout autant sur la qualité des pratiques et des interventions que sur la qualité des milieux dans lesquels vivent les personnes. Cette préoccupation entraîne un défi de taille[120]. L'enjeu demeure de maintenir un niveau de la qualité, à l'aide de standards, concernant les techniques de travail et les approches aux bénéficiaires[121] dans un contexte financier difficile d'un nombre de places à la baisse et d'une programmation du quotidien à revoir. Il y a donc du pain sur la planche.

---

[117] La notion de conventionné fait référence à la convention collective qui régit les paramètres du travail.
[118] Ministère de la Santé et des Services sociaux du Québec (2003). «*Un milieu de vie de qualité pour les personnes hébergées en CHSLD. Orientations ministérielles*». P.35.
[119] «Dans les établissements d'hébergement, les équipes soignantes, les administrateurs et toutes les instances concernées doivent travailler à l'amélioration de la qualité des soins en milieu de vie, peu importe le dispensateur» Tiré du document du MSSS (2005). «*Les services aux aînés en perte d'autonomie. Un défi de solidarité pour un plan d'action 2005-2010*». p. 24.
[120] Dans une démarche méthodologique visant l'amélioration de la qualité, la roue de Deming vise à 1- Réagir, décider et impulser les actions d'amélioration , 2- Planifier, prévoir, préparer, définir les caractéristiques de la qualité, 3- Faire, réaliser, mettre en œuvre, déployer et 4- Auto-évaluer, analyser et contrôler la qualité. Tiré de Jacquerey (1999). «*La qualité des soins infirmiers et son intégration dans le programme qualité*». Édition Maloine.
[121] Selon les observations de Côté (1996), la très grande majorité des démarches d'évaluation dont font état les écrits dans ce domaine ne couvrent que l'aspect technique des soins infirmiers. Côté (1996). «Évaluation de la qualité des services de longue durée auprès des personnes âgées : est-ce possible ?» *Gestion*, Vol. 21, No. 2.

5.4   Les attitudes et les comportements inadéquats des PAB et la délation

Certaines personnes ont une plus grande liberté intérieure

à entrer directement en relation.   (Jacques Salomé)

La relation interpersonnelle (le savoir-être) et le décodage des besoins des personnes âgées sont des éléments essentiels favorisant la qualité des soins. Le modèle relationnel en CHSLD doit être privilégié en fonction du profil de santé du bénéficiaire. Les savoirs et les connaissances des PAB (provenant ou non des agences) doivent guider leur savoir-être et leur savoir-faire auprès des personnes âgées. Nous sommes toutefois en accord avec Dubé, Gagnon et St-Pierre (2003) pour dire que plus la formation est poussée, plus elle peut contribuer à rendre les attitudes des futures PAB plus positives à l'égard de l'autonomie des personnes âgées. Notre expérience en CHSLD nous a permis de voir, à plusieurs reprises, des PAB peu ou pas formées au plan théorique et technique qui avait une bonne approche aux bénéficiaires, teintée de respect, de courtoisie, de compassion et de dignité de la personne âgée. Tous ne repose donc pas sur la formation ou l'hyper formation.

Cependant, la relation avec les personnes âgées s'effectue selon les valeurs et l'éducation du personnel (Beaulieu, 1996; Le Sommer-Pere, 2002). C'est souvent au modèle et à l'idée du malade infantilisé et incompétent que se réfèrent un grand nombre d'attitudes paternalistes ou de maternage (Le Sommer-Pere, 2002). S'ajoute à cela la frustration au travail, les pressions internes, un climat de travail tendu et une surcharge de travail. Il y a lieu de se questionner sur la capacité du personnel bien formé ou non de faire abstraction du contexte de travail et d'aller au-delà des frustrations pour pouvoir garder les bénéficiaires au centre des préoccupations. Donabedian (1980) parle du processus dans la dispensation des soins qui inclut les attitudes du personnel face aux bénéficiaires. Les participantes à l'étude sont d'accord pour dire qu'**au moins la moitié des PAB ont de bonnes relations interpersonnelles avec les personnes âgées.** Toutefois, elles avancent que **plus de la moitié des PAB ont de mauvaises attitudes et de mauvais comportements à l'égard des personnes âgées.** Elles reconnaissent toutes que les brusqueries, l'ignorance des cloches d'appel, le non respect du rythme des personnes âgées et tout acte expéditif doit faire l'objet de réprimandes (sans toutefois spécifier par qui et à quel niveau). Comment les PAB peuvent-elles affirmer que la qualité des soins est assez bonne et en même temps reconnaître que plus de la moitié des PAB ont des attitudes et des comportements inadéquats ? La subjectivité des PAB semble expliquer leur évaluation de la qualité.

Les participantes dénoncent et s'indignent de l'utilisation du contrôle et de la rigidité face aux aînés de même que de l'utilisation de divers synonymes discriminatoires mais elles ne font pas toutes de la délation afin de corriger ces situations et d'inviter à la réflexion et à l'introspection les fautives. Selon les constats faits par les équipes de visite d'appréciation de la qualité des services (MSSS, 2004), certaines responsables d'unités seraient plus tolérantes que d'autres face à des attitudes inadéquates des PAB. Plusieurs employées se protègent entre elles et, au besoin, il y aurait même de l'intimidation entre les employées.

Nous croyons qu'elles ont peur que la dénonciation [122] ait un impact sur le climat de travail qui s'avère parfois déjà tendu. De plus, nous estimons que l'entraide et la collaboration si nécessaire pour assurer la qualité des soins peut s'en ressentir si le spectre de la délation plane sur l'unité. Le personnel PAB vit dans un certain cul-de-sac. Les PAB n'ont pas mentionné connaître leur commissaire à la qualité, son mandat et son pouvoir d'intervention. La loi du silence est présente et très palpable, on a peur de parler et de dénoncer sans se douter que l'on devient complice par acceptation de la situation de maltraitance qui est contre l'éthique de travail. Soulignons qu'il peut relever d'une position éthique de prôner la dénonciation, mais il n'est pas démontré que la dénonciation découle d'une perspective fonctionnaliste annonçant un devoir ou une obligation des PAB de signifier les comportements inadéquats à la personne responsable de l'unité de soins. En fait, il est déplorable de constater que le système peut bien fonctionner au déni des droits des résidents.

Nos résultats montrent que les PAB nomment les comportements inadéquats, sans plus, sauf quelques-unes qui ont commencé à parler. Pour la majorité, elles savent, elles voient et elles se taisent. Nous estimons que sans la délation des relations interpersonnelles parfois teintées d'intimidation et de nonchalance, des formes de violence et d'abus peuvent s'intégrer aux

---

[122] Nous avons eu l'occasion d'offrir de la formation sur mesure en 1995 à Sorel sur la thématique des approches qualitatives en CHSLD. La dernière partie de cette formation de 7 heures portait sur la délation des pratiques inadéquates. Nous demandions aux PAB, aux infirmières- auxiliaire et aux infirmières s'ils seraient prêtes à faire la délation du personnel ayant des comportements tels les brusqueries et aux comportements atteignant l'intégrité des bénéficiaires. Plus de 90 % du personnel en formation admettait refuser toute forme de délation. Le personnel jugeait que c'était le rôle des cadres de voir les comportements inadéquats et d'intervenir.

pratiques cliniques d'un certain nombre de PAB. Il y a lieu de se questionner sur l'importance cruciale et la nécessité de la délation dans le contexte actuel compte tenu des enjeux politiques et éthiques. Assisterions-nous bientôt à davantage des prises de becs, des règlements de compte sur la place publique et de sabotage de la tâche prenant ainsi la clientèle en otage ? De ce fait, jamais les PAB rencontrées n'ont fait mention du sentiment d'obligation de la délation de certaines pratiques, attitudes et comportements des PAB qui vont à l'encontre des Chartes des droits et libertés de la personne âgée. Faut-il encore que le personnel PAB connaisse les différentes chartes pour y faire référence. Certes, les abus physiques à l'égard des personnes âgées sont des comportements marginaux en CHSLD (Charpentier, 2001), mais la vitesse d'exécution, les brusqueries, la négligence et l'attitude âgiste de certaines PAB doivent être associées à une atteinte à l'intégrité qui ne doit pas devenir la norme dans la dispensation des soins. Les PAB voient et se taisent. Les visites d'appréciation du MSSS en 2004 ont démontré que les comportements inadéquats du personnel sont «encore trop présents». Certaines pratiques doivent faire l'objet d'une inspection et d'une forme de discipline, sauf que cela est coûteux et relativement inefficace[123]. Le personnel risque de se braquer face aux inspections ministérielles croyant qu'elles annoncent des mesures disciplinaires, un droit de regard extérieur et un contrôle.

En vérité, il y a lieu de s'indigner[124] devant certaines pratiques en CHSLD. Il faut éviter que s'installe une relation maternante avec certaines personnes âgées et que d'autres fassent l'objet de préférences et d'attentions privilégiées. Des mesures de délation des mauvais traitements doivent être discutées et mises en place pour éviter la détérioration de la qualité des soins et assurer la protection des clientèles. C'est toute une société qui entérine des mauvais soins aux aînés si le silence remplace l'action de dénonciation. De plus, c'est à l'État de définir le cadre à l'intérieur duquel les acteurs vont intervenir (OCDE, 1996; Conseil de la santé et du bien-être, 1997, Charpentier, 2001). Peu de CHSLD obligent à respecter la consigne «tolérance 0» transmise par la direction générale et entérinée par leur conseil d'administration en ce qui concerne les attitudes du personnel à l'égard de la clientèle. Des

---

[123] Selon Berwick, Il est évident qu'inspection et discipline doivent être maintenues dans certaines fonctions régulatrices et il est absolument nécessaire que des personnes continuent à repérer et à exclure les personnes dangereusement incompétentes. Mais quand l'inspection et la discipline dominent tout le reste, elles ont en effet négatif sur la qualité des soins donnés par le personnel. Tiré de Jacquerey (1999). «La qualité des soins infirmiers et son intégration dans le programme qualité». Édition Maloine.
[124] Hesbeen (2000) présente un modèle de déterminants de la qualité de la pratique soignante où il souligne que les acteurs doivent avoir la capacité de s'indigner devant des comportements inadéquats de tout acteur.

mesures disciplinaires prises pour s'assurer que le personnel se conforme au plan d'intervention et aux règles établies conjointement par la direction et par le personnel, sont appliquées rigoureusement. Cette position nécessite le déploiement de beaucoup d'énergie. On sent toutefois se dessiner un certain redressement de la situation et une tendance à se référer à l'éthique de travail et au code d'éthique qui balise les attitudes souhaitables du personnel PAB. Le défi demeure tout entier et nécessite toute une rigueur.

5.5   L'absence de référence au code d'éthique et aux Chartes des droits et libertés des bénéficiaires en CHSLD

«Un vrai voyage de découverte n'est pas de chercher
de nouvelles terres, mais d'avoir un œil nouveau» Marcel Proust.

Tel que souligné à la section 2.2, Depuis 1991, la LSSSS oblige les CHSLD à élaborer un code d'éthique qui met de l'avant les lignes directrices du comportement souhaitable et les paramètres balisant les attitudes et les relations interpersonnelles[125]. «Les gestes que les PAB posent et leurs attitudes doivent être conformes aux valeurs, principes et règles de pratique en vigueur dans leur établissement»[126]. De plus, «Chaque CHSLD est tenu d'élaborer et d'adopter une charte des droits des résidents[127] ou un code d'éthique qui doit viser le respect des individus qui y interagissent et l'atteinte d'une qualité maximale de vie. Par la suite, toute

---

[125] «Au Québec, pour une minorité de CHSLD, le code d'éthique fait partie du guide d'accueil de toute nouvelle employée et des modalités d'évaluation du rendement s'effectuent en cours de probation. Dans certains cas, de la formation continue est offerte au personnel en plus de certains sondages auprès des bénéficiaires. Pour la majorité des CHSLD, une vigilance est sollicitée par la direction mais les mesures de sanctions ne sont pas systématisées en cas de non-respect». Tiré du document du MSSS (2004). *«Un milieu de vie de qualité pour les personnes hébergées en CHSLD:Visites d'appréciation de la qualité des services.* p. 42.
[126] Tiré du document du MSSS (2003). *«Un milieu de vie de qualité pour les personnes hébergées en CHSLD. :Orientations ministérielles».* p. 18.
[127] Soulignons que la Charte des droits et libertés des résidents ou de la personne âgée en CHSLD n'est pas similaire à la Charte des droits et libertés de la personne du Québec ou à la Charte canadienne des droits et libertés qui énoncent des droits fondamentaux et des droits sociaux. Les chartes locales des CHSLD n'ont pas une valeur juridique. L'association française Fédération Nationale de Gérontologie à élaboré en 1997 une «Charte des droits et libertés de la personne dépendante». Les CHSLD se sont inspirés de cette charte et des autres chartes existantes afin de construire leur charte locale qui se veut annoncer des droits à la clientèle hébergée. Dans plusieurs CHSLD, on met de l'avant des énoncés sur les droits à la dignité, à la qualité de vie, à l'intimité, à la sécurité, à l'information, au libre consentement ou aux refus des soins, aux soins dans sa langue, à la confidentialité et à porter plainte ou d'exprimer sa satisfaction. Ces droits et libertés sont reconnus à toute personne, sans discrimination d'aucune sorte. Tiré du document du Centre de santé et de services sociaux de Memphrémagog (CSSSM)(2005).*«L'éthique, son comité, son code» p.1*

102

décision clinique, administrative et organisationnelle devra respecter l'ensemble des éléments composant la charte des droits ou le code d'éthique»[128].

La personne hébergée a droit au respect de son identité, de son intégrité, de son autonomie, de sa dignité, de sa sécurité et de son confort. Elle a également le droit d'être approchée avec tact, courtoisie et empathie en tout temps. Les visites d'appréciation du MSSS en 2004[129] ont permis de constater qu'un écart significatif existe entre la perception qu'ont les résidents, le personnel et la direction quant à la connaissance même des droits des résidents ainsi que des moyens pour les faire respecter : «Dans l'ensemble, des moyens sont présents afin de faire connaître les droits, les services et les mesures pour les faire respecter, mais ils ne donnent pas les résultats attendus»[130]. Les travaux de Vercauteren (2000) ont démontré que les fortes réglementations contribuent le plus souvent à une déshumanisation des soins au profit d'une technicité efficiente en terme de soins mais qui s'éloigne d'un lieu où il fait bon œuvrer comme travailleurs. Comment rechercher à la fois la qualité de vie et le respect des bénéficiaires, le bonheur et la liberté des PAB tout en balisant les pratiques sans «froisser» personne et atteindre l'harmonie et l'humanisation des soins ? Ce questionnement au cœur de la réflexion éthique et il est extrêmement pertinent en 2006.

Selon nos résultats, il est inquiétant que les PAB nous disent que près de la moitié de leurs collègues ont des attitudes et des comportements inadéquats. Ces comportements vont à l'encontre du code d'éthique. Il y a lieu de se questionner sur la connaissance du code d'éthique de l'établissement local par les PAB et sur la participation de ceux-ci à son élaboration. Le code d'éthique local est-il toujours distribué à l'ensemble du personnel et est-il un document de référence ou tombe t-il lettre morte ? Quelles sont les mesures et les sanctions appliquées en cas d'entrave et de non-respect du code d'éthique ? Au fait, doit-on sévir en fonction du code d'éthique ou plutôt faire une propagande musclée des bonnes attitudes à développer ? Il apparaît que la propagande pourrait avoir son lot de réussite. Selon les résultats des visites d'appréciation de la qualité du MSSS (2004), et nos résultats de recherche, le code d'éthique et le processus de plaintes existent en CHSLD. Par contre, ils

---

[128] Tiré du document du MSSS (2003). «*Un milieu de vie de qualité pour les personnes hébergées en CHSLD. :Orientations ministérielles*». p.19.
[129] Tiré du document du MSSS (2004). «*Un milieu de vie de qualité pour les personnes hébergées en CHSLD. :Visites d'appréciation de la qualité des services*». p. xii.
[130] Idem.

103

sont peu connus des employés, des familles et des bénévoles. Parmi les participantes rencontrées, personne n'a fait allusion au code d'éthique, aux droits des résidents et au besoin de recevoir de la formation à cet effet. Aucun PAB n'a fait allusion au commissaire à la qualité qui doit recevoir les plaintes, comme s'il n'existait pas. Il y a lieu de s'interroger sur la reconnaissance et l'adhésion même au code d'éthique par les PAB. Toutefois, selon les résultats de notre étude, le personnel PAB ne fait pas directement référence au code d'éthique de son établissement mais une PAB dénonce les attitudes de ses collègues qui vont à l'encontre de l'éthique.

Les PAB ont des valeurs et des principes face à la qualité souhaitable des soins et face aux bonnes approches aux résidents sans nommer le mot éthique. Les PAB ne semblent pas s'identifier à l'aspect normatif de leur travail et elles se détachent du code d'éthique qui balise leurs relations interpersonnelles avec les résidents. Devrions-nous parler de la «science- fiction» face à l'adhésion au code d'éthique en CHSLD et cesser de croire que l'existence d'un code d'éthique garantie son adhésion ? Nous sommes conscient de notre tendance à être normatif face aux pratiques de soins et aux attitudes souhaitables du personnel PAB et à la rigueur, nous sommes critique face aux comportements jugés inadéquats par les PAB interviewées. Il faut toutefois admettre que dans la très grande majorité des cas, les PAB ne sont jamais consultées lors de l'élaboration et/ou de la révision du code d'éthique de leur établissement. Il nous semble qu'une consultation des PAB sur leur vision de l'éthique professionnelle permettrait à ces dernières de sentir qu'elles sont impliquées dans la construction des valeurs à promouvoir au travail.

Selon les visites d'appréciation de la qualité des soins du MSSS (2004), le code d'éthique n'est pas utilisé pour promouvoir une vision commune partagée par tous les employés. Il y a lieu de se soucier du degré de compréhension et/ou d'appropriation du code d'éthique par tous les employés et de son application auprès de la clientèle hébergée lorsqu'il est construit sans leur collaboration. Plusieurs PAB restent donc axées sur la tâche et sur la routine institutionnelle.[131] Comme défi, nous proposons une campagne de sensibilisation aux droits des résidents et une plus grande visibilité du commissaire à la qualité en CHSLD. Nous proposons également l'adoption ou la révision du code d'éthique local et sa diffusion à

---

[131] Tiré du document du MSSS (2004) «*Un milieu de vie de qualité pour les personnes hébergées en CHSLD. : Visites d'appréciation de la qualité des service*»s. p. 43

chacun des membres du personnel avec les assises légales sous-tendant chacune des pratiques et les sanctions auxquelles s'expose le personnel qui déroge au code d'éthique.

Un enjeu de taille et une des recommandations des équipes de visite du MSSS est de s'assurer de la compréhension du code d'éthique, de son appropriation et de son application au quotidien par des critères observables et mesurables auprès des bénéficiaires. Les gestionnaires devraient également recevoir une formation de soutien sur le code d'éthique, sur ses répercussions cliniques et organisationnelles. Une politique d'appréciation du rendement du personnel devrait également être mis de l'avant dans chaque CHSLD afin de donner du renforcement à ceux qui font un bon travail et qui ont de bonnes attitudes.

En conclusion, tant que le contexte organisationnel sera coloré d'une rigidité dans l'organisation du travail, il y aura des retombées négatives sur le climat de travail entre le personnel ainsi que sur la qualité des approches et des relations interpersonnelles des PAB envers les bénéficiaires. Même si les PAB sont témoins d'attitudes et de comportements inadéquats de leurs collègues et du personnel d'agence, la délation de ces comportements n'est certes pas une pratique courante. Jamais le personnel rencontré n'a eu le réflexe de se référer au code d'éthique de leur CHSLD. Il apparaît toutefois évident que chaque membre du personnel doit opérer une réflexion introspective et un examen de conscience face à ses attitudes et comportements envers les résidents lors des soins et services dispensés. Il apparaît également essentiel que les infirmières responsables des unités puissent offrir un excellent encadrement au personnel PAB et aux infirmières- auxiliaires.

CONCLUSION

Ce mémoire est l'aboutissement d'une démarche académique qui nous a permis de systématiser, d'objectiver et de mettre en perspective des connaissances acquises tout au long de notre parcours de travail professionnel. L'éditorialiste et le militant en nous ont fait place à l'étudiant chercheur avec toute la rigueur méthodologique que cela impose. La présente recherche empirique a porté sur un sujet qui nous préoccupe de façon importante depuis 25 ans à savoir, la qualité des soins offerts par les préposé(es) aux bénéficiaires en CHSLD. Les PAB demeurent des personnes clés dans le processus de la dispensation des soins aux personnes âgées en CHSLD. Ces soignantes sont plus nombreuses que n'importe quelle autre catégorie d'emploi, ce qui en fait des intervenantes intéressantes à rencontrer afin de recueillir leur opinion sur la qualité actuelle des soins en CHSLD. La médiatisation de certaines pratiques reliées à la maltraitance et à la négligence nous a amené à conduire cette recherche. Nous voulions faire le point et mieux saisir la réalité actuelle de la qualité des soins et spécifiquement la réalité entourant les attitudes et les comportements des PAB à l'égard des bénéficiaires lors des soins. Nos travaux ne remettent pas en cause les CHSLD et leur mission, ni la pertinence d'avoir des PAB, bien au contraire. Nous nous sommes plutôt questionné sur les pratiques et les relations interpersonnelles des PAB à l'égard des bénéficiaires âgés en situant le débat dans une perspective fonctionnaliste et éthique.

Nous sommes ébranlé d'entendre que, selon les PAB interviewées, **près de la moitié des PAB** ont des attitudes et des comportements inadéquats envers les bénéficiaires (brusqueries, comportements familiers, gestes précipités, infantilisation et contrôle, indifférence, négligence, etc). Nous aurions compris que le cinquième d'entre elles puissent être inadéquates ou hors normes mais le pourcentage avancé par les PAB nous préoccupe considérablement. Surtout que durant la même période où nous effectuions cette recherche, le rapport du MSSS sur les visites d'appréciation de la qualité soulignait que de façon générale, le personnel en CHSLD est dévoué, généreux et dédié à sa clientèle. Sans remettre en question ce rapport ministériel, nous présentons des conclusions différentes de celles du MSSS en ce sens que les attitudes et les comportements inadéquats des PAB semblent davantage présents que ce que les groupes de visite ont rapporté au MSSS en 2004. Chose certaine, les PAB que nous avons rencontré ont eu un accès direct à leur droit de parole et aucun administrateur ni aucun cadre n'a fourni sa version sur la qualité des soins. La situation actuelle semblerait plus alarmante que ce que laisse entendre le MSSS.

Bien qu'il y ait eu des améliorations dans quelques établissements, nous constatons que le réseau d'hébergement public et privé conventionné **ne peut garantir** la qualité des soins optimale et la qualité de vie aux bénéficiaires âgés lucides, confus et déments. Selon les récentes visites d'appréciation de la qualité du MSSS en 2004, dans un bon nombre d'établissements, la culture institutionnelle des soins infirmiers est encore bien ancrée. Même si le MSSS met de l'avant une orientation vers le concept milieu de vie, nous doutons de l'application de ce virage si la culture des soins robotisée continue de prédominer et que le contexte de travail ne change pas à l'aide d'attitudes et de comportements modifiés de plusieurs PAB. La *machine institutionnelle* est lourde et sclérosée limitant le changement de paradigme institutionnel vers le milieu de vie. Sans être défaitiste, nous concluons que les CHSLD ne sont pas au bout de leur peine dans la recherche d'un renouvellement des pratiques des PAB pour améliorer la qualité de la relation et la qualité des soins. Le réseau des CHSLD nous apparaît lourd et épuisant pour plusieurs PAB qui se démotivent, se désillusionnent et qui deviennent parfois frustrées, agressives et/ou intolérantes. Les PAB ont-elles tous les outils académiques, relationnels et éthiques pour offrir une meilleure qualité des soins ? Probablement que non car notre société a décidé que l'on peu travailler auprès des aînés avec un bagage inégal en compétences techniques et relationnelles. Même en rappelant que nos résultats ne sont pas généralisables, nous sommes inquiets de constater des inégalités lors de la prestation des soins et des services au personnes âgées en CHSLD. Nous demeurons craintif face à un nivelage par le bas des pratiques de soins qui méritent une attention constante et soutenue.

Nous résultats ont démontré que la qualité actuelle des soins en CHSLD est relative au contexte organisationnel qui manque de souplesse et au climat de travail souvent tendu sur de nombreuses unités de soins. Ces premières conclusions nous amènent à être d'accord avec Hallam (2000) qui mentionnent que le style de management, le climat organisationnel, la formation du personnel, le soutien des cadres, la charge de travail et les ratios de personnel seraient des facteurs de satisfaction et/ou de stress affectant la qualité du travail. Le MSSS et les directions des CHSLD doivent se pencher sur chacun de ces aspects afin de répondre à leur mission et à leur fonction envers les personnes âgées en CHSLD.

« Une intervention de qualité doit tenir compte de cette évolution constante des connaissances et s'inscrire dans un processus évolutif. À cet effet, considérant les recherches, études, réflexions et diverses expériences menées afin de définir ce qu'un milieu d'hébergement doit offrir à ses résidents pour constituer un milieu de vie de qualité, l'intervention en CHSLD doit se traduire par une approche qui soit globale, adaptée, positive, personnalisée, participative et interdisciplinaire » [132].

Nous concluons que des standards de qualité doivent être repensés et surtout suivis et appliqués afin de répondre aux exigences des soins et des attitudes respectueuses lors de la dispensation des soins. Nous concluons également qu'il y a des impacts négatifs sur la qualité de vie des personnes âgées qui subissent tant l'exécution des tâches expéditives des PAB, que le climat de travail tendu et les écarts d'intérêt et de compétence des PAB. Des décisions s'imposent en matière de pratiques émergentes de soins et d'organisation des services aux personnes âgées. Il sera intéressant de voir comment le Québec réagira au vieillissement de la population dans la sphère de l'activité publique et dans la gestion du vieillissement. Si rien ne change, les futurs baby-boomers en CHSLD n'auront guère une meilleure qualité de soins et de services que ceux qui les auront précédés.

Nous concluons que, sous l'angle du concept de la qualité (structure, processus et résultats) de Donabedian (1980) la qualité demeure difficile à cerner mais il faut qu'il y ait un engagement de tous à respecter le code d'éthique balisant la qualité des relations interpersonnelles à l'égard des personnes âgées en CHSLD. Dans une société dite civilisée et évoluée, il demeure inconcevable que des personnes âgées soient rudoyées, maternées, négligées ou encore privées de soins et de dignité en CHSLD. Cette recherche démontre que la référence au code d'éthique par le personnel PAB est loin d'être garantie. Il demeure un défi de faire en sorte que le personnel s'approprie le code d'éthique de leur établissement. Dans une perspective fonctionnaliste, les CHSLD ont la fonction de voir à ce que les dispensateurs de soins travaillent dans les règles de l'art, selon une éthique professionnelle afin de maintenir la qualité à son maximum possible. Certes, tout ne repose pas sur les épaules du personnel, mais il est évident que plus certaines PAB (acteurs de première ligne) ont un rythme ralenti et des attitudes de contrôle et de rigidité, plus d'autres collègues doivent

---

[132] Tiré du document du MSSS (2003) *Un milieu de vie de qualité pour les personnes hébergées en CHSLD. Orientations ministérielles.* p. 10

prendre les bouchées doubles et s'épuiser à la tâche. La principale question qui émerge de cette étude nous apparaît être la suivante : **Quel est le minimum de et le maximum de soins et de services que la société québécoise veut offrir à ses personnes âgées en CHSLD à l'aube du géronto-boom ?** Honnêtement, cette recherche nous empêche de pouvoir répondre clairement et avec certitude à cette question car nous sommes ébranlé par les résultats que nous avons obtenus. De plus, compte tenu du discours politique favorisant le partenariat public et privé, nous sommes inquiets de constater les irritants et le climat de travail tendu entre le personnel PAB de même que les écarts avec les PAB d'agences. La cohabitation future entre des PAB de différentes provenances (agences, cultures, nationalités, âge, milieu social et formations) annonce-t-elle des irritants et des conflits minant la qualité des soins et les compétences relationnelles du personnel PAB ?

Finalement, nous croyons que notre recherche pourrait s'étendre à tous les territoires de la province afin que puissent s'exprimer un plus grand nombre de PAB. De plus, des *focus group* pourraient être conduits partout au Québec sur la question de recherche que nous avons posé afin d'avoir une plus vaste lecture de la problématique à l'étude. Nous demeurons extrêmement soucieux de la qualité de vie de nos aînés en CHSLD. Nous sommes mandaté de gérer les avoirs et les transactions de l'épouse de notre père, résidente en CHSLD. Cette expérience administrative, émotionnelle, relationnelle et affective nous plonge constamment au centre d'une réalité clinique qui nous stimule à conclure que les résultats de cette recherche nous touchent non seulement comme spécialiste en gérontologie sociale, mais comme citoyen québécois préoccupé par la qualité des soins en CHSLD.

Merci père…

APPENDICE 1

QUESTIONS DES ENTREVUES

Après vous avoir exposé brièvement l'objet d'étude et ses objectifs, et après vous avoir remercié de vous être déplacé(e) nous vous répétons le caractère confidentiel de la prochaine entrevue. Nous vous rappelons l'importance de votre présence et votre droit de vous retirer en tout temps durant l'entrevue. Nous vous rappelons également que l'entrevue sera enregistrée afin que nous puissions effectuer un verbatim et que nous puissions procéder à la présentation et à l'analyse des résultats.

1- Quelle est votre opinion générale sur la qualité des soins offerts aux personnes âgées par les PAB sur les unités de soins ?

2- Selon votre expérience, quels sont les facteurs ou les indices qui vous font dire que le personnel PAB donne ou non un soin de qualité aux personnes âgées ?

3- Quel est le contexte de travail dans lequel les soins sont offerts aux personnes âgées dans votre CHSLD

4- Quel est le climat de travail qui règne sur les unités de soin ?

5- Quel type de relation interpersonnelle et d'attitude le personnel PAB a-t-il avec les bénéficiaires ?

6- Quels sont les comportements et les attitudes des PAB que vous jugez adéquats et non adéquats ?

7- Comment le personnel PAB voit-il les bénéficiaires ?

8- Pouvez-vous me raconter un exemple d'attitude et de comportement de qualité que vous avez vécu personnellement à l'égard des personnes âgées au CHSLD ?

9- Quelles seraient vos recommandations pour maintenir ou améliorer la qualité des soins et des relations interpersonnelles des PAB envers les personnes âgées en CHSLD ?

10- Y a-t-il un élément de l'entrevue sur lequel vous aimeriez revenir ? Si oui, lequel ?

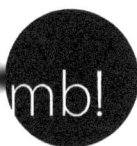

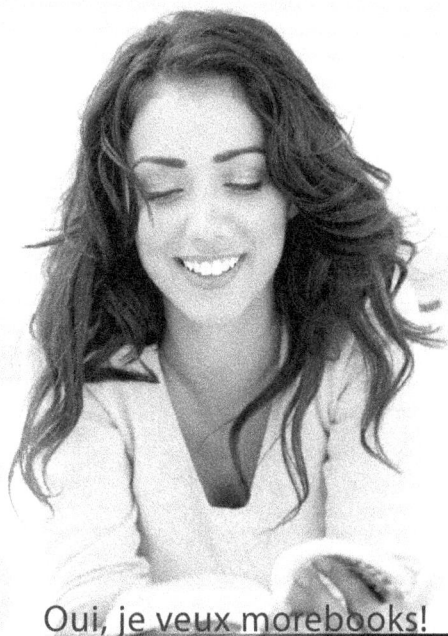

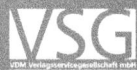

www.ingramcontent.com/pod-product-compliance
Lightning Source LLC
Chambersburg PA
CBHW021111210326
41598CB00017B/1413